1~3岁幼儿生活、饮食与早教宜忌自查书

陈中玲◎著

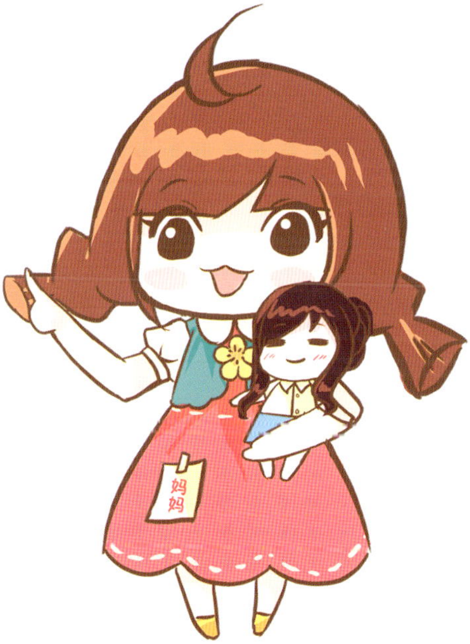

人民东方出版传媒
東方出版社

前　言

伴随着宝宝的降生，每个小夫妻的二人世界就正式宣告结束了。小宝宝开始变成了家庭的核心，全家人的注意力不约而同地集中在宝宝的身上。看着宝宝一天天地长大，每个新爸爸、新妈妈的心里都非常欣慰，甚至会禁不住感叹生命的奇迹：像受精卵那样的小不点，那么快就长成了小帅哥、小美女。

当然，随之而来的还有各种各样的养育问题。尤其当宝宝满一周岁以后，父母需要关心的就不只是孩子的发育情况，还有孩子的早期教育。谁都不希望自己的孩子输在起跑线上，尤其在宝宝进入1～3岁的人生第一个成长期，父母更需要在日常生活、饮食营养、早期教育等方面给予宝宝正确的支持和引导。年轻的爸爸妈妈，在这一时期注定将遇到一系列不了解、不熟悉的育儿问题，多数情况下只能根据父母长辈的经验以及自己的理解和判断处理，但采取的育儿方法往往是不科学的，甚至是与正确的育儿理念背道而驰的。

那么，怎样才能养育出一个健康又聪明的百分百资优宝宝呢？答案就在本书之中。本书作者请教台湾多所医院的育儿保健专家，结合自身的育儿经验，将1～3岁宝宝在生活和早教中常见的宜忌问题总结出来，便于新手父母自查自知，从中习得更具针对性的知识和方法，从而使宝宝得到正确的关爱。

本书的育儿宜忌针对处于1～3岁不同月龄、不同年龄段的宝宝，使新手父母遇到类似问题时，不再四处询问别人的“经验之谈”，也不会在得到千奇百怪的答案后心中茫然。通过这本书，新手父母会有更多新发现，在宝宝的日常饮食、护理、学习、运动、综合素质培养、音乐培养等方面也能逐渐形成自己的一套见解和领悟，从而让您的宝宝身体健康、智慧优秀，能够独立、自理、自律，擅长与人沟通、懂得与人和睦相处！

到时候，您自然会骄傲地说：“我也能养育百分百的资优宝宝！”

目录

第一章 1岁~1岁半宝宝的育儿宜忌

第二章 1岁半～2岁宝宝的育儿宜忌

第三章 2岁～2岁半宝宝的育儿宜忌

主角人物介绍

高美美医生

女性，45岁，经历丰富、学识高，说话温柔的妇产科医师。

子萱护士

女性，公立医院的儿科护士，高美美医生的得力助手。25岁，身材娇小，长相甜美，对病患很有耐心。

嘉琪

女性，27岁，长发，身材中等，是一位新手妈妈，宝宝大约1岁半。初为人母，对养育宝宝有很多不懂的地方，常询问高美美医生和子萱护士。

马凯

男性，嘉琪的老公，30岁，身材瘦高，戴一副眼镜，是一位年轻的工程师。对于教养宝宝的知识了解不多，但是一位很有爱心的爸爸。

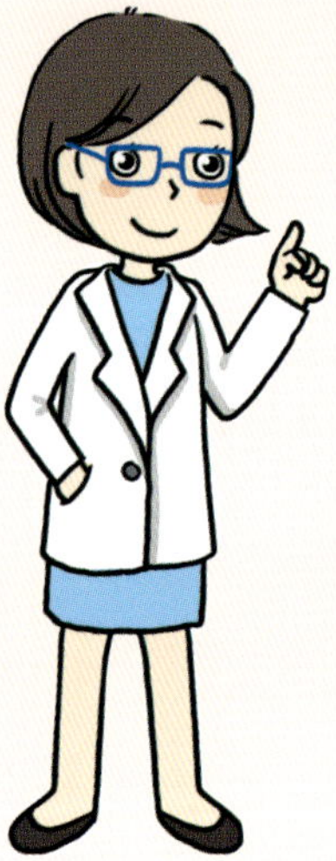

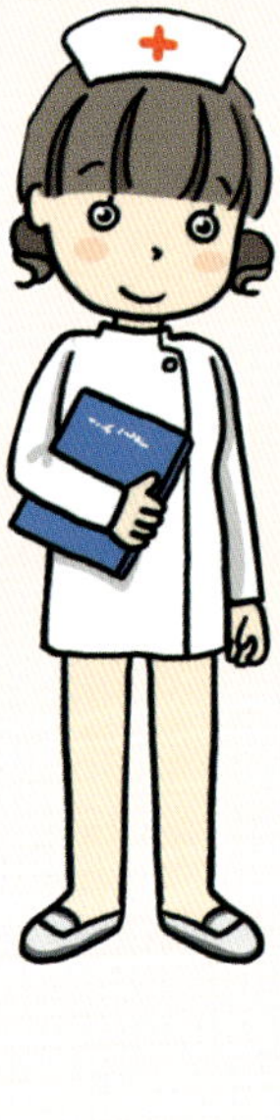

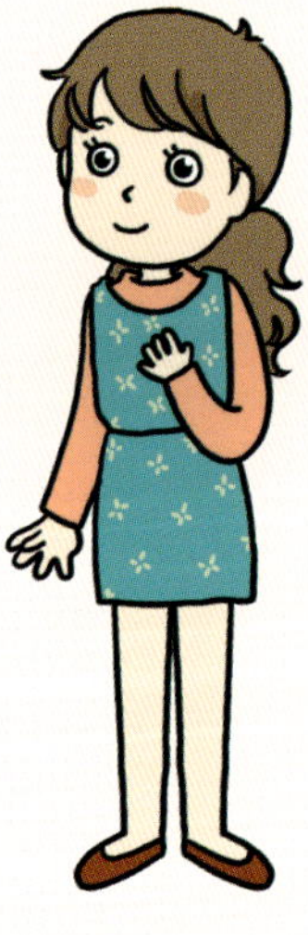

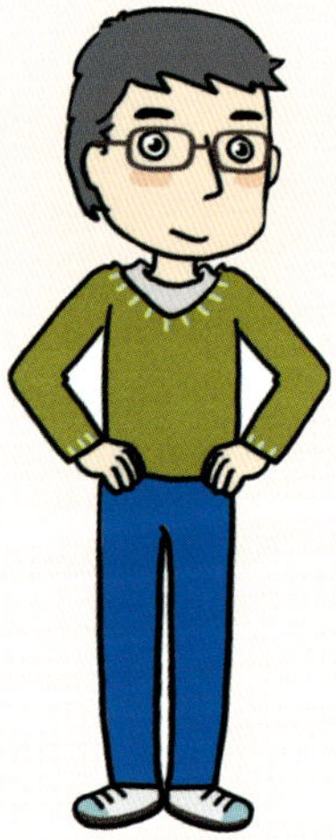

为便于新手爸爸妈妈更好地理解本书要点，书中将插入四个虚拟的卡通人物，通过人物的对话与交流，许多常见的育儿问题，将更为形象地呈现在读者面前。希望新手爸爸妈妈都能喜欢这四个人物，而对“四个人物都有现实原型”这种小事，大家就不要记得了。

第一章

1岁~1岁半宝宝的育儿宜忌

1岁~1岁半的成长阶段，宝宝的主要活动是学习走路。从开始学习走路到完全走稳，需要半年的时间。为了促进宝宝健康生长，新手爸妈宜在日常饮食、护理、教养等方面下工夫。尤其在饮食上，宝宝的食物不再局限于奶类，各种固体食物、流质食物等应当被宝宝及时摄取。此时也是对宝宝进行早期教育的第一阶段，千万不要忽视了。

一、营养宜忌

1岁的宝宝所需营养与1岁前不一样

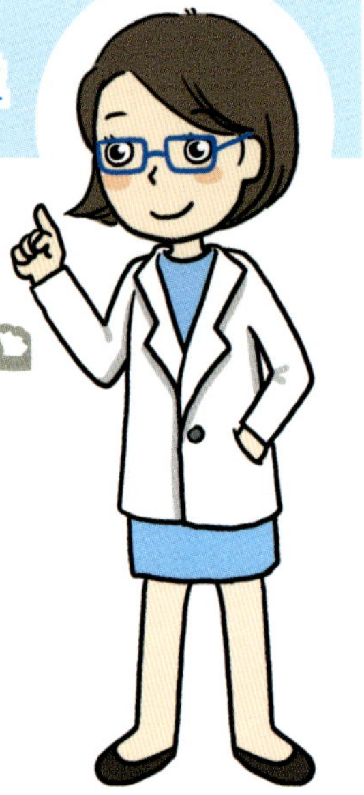

1岁～1岁半是宝宝出牙的关键时期，宝宝的活动量逐渐增大，生长发育得快，尤其是语言、思维、对外界的认知能力等都在快速提升。这个时期宝宝容易贫血，需要充足的营养供给，才能满足其正常的生长发育。

幼儿时期宝宝的消化道生理功能与婴儿时期有所不同，胃容量增大了一些，能“容纳”200～300毫升，但与我们成人的胃比起来，宝宝的胃还是小得多，这就决定了宝宝每餐进食量较小。尽管如此，营养素的摄入量可千万不能少，否则将影响宝宝的健康与生长发育。

1岁宝宝所需营养与1岁前有什么不同

奶制品是宝宝生存必需的食物，即使断奶的话，也要借助其他配方奶来代替减少的母乳部分。充足的奶制品供给是宝宝正常长牙及长高所需的基本保障。若一时之间减少太多，会导致宝宝长牙和长高延迟。另外，随着淀粉类食物摄入量的增多，磷元素的摄取量也会增多，再加上摄入的蔬菜中富含膳食纤维，这些因素都会影响钙质的吸收，宝宝的日常饮食中一定要注意钙的补充。含钙量较高的虾米、鱼虾等剁碎后调入肉馅中，可以增加宝宝钙质的摄入量。

1～3岁宝宝每日所需的营养素量

	营养素	1岁	2岁	3岁
三大基本营养物质	热量（大卡）	男孩 1100	1200	1350
		女孩 1050	1150	1300
	蛋白质（克）	35	40	45
	脂肪所占热能百分比（%）	25%～30%	25%～30%	25%～30%
维生素类	维生素A（微克）	300	300	300
	维生素D（微克）	400	400	400
	维生素B_1（毫克）	0.6	0.7	0.8
	维生素B_2（毫克）	0.6	0.7	0.8
	维生素C（毫克）	30	35	40
	维生素E（毫克）	4	4	4
	维生素P（毫克）	6	7	8
矿物质类	钙（毫克）	400	600	800
	铁（毫克）	10	10	10
	锌（毫克）	10	10	10
	硒（微克）	20	20	20
	碘（微克）	70	70	70

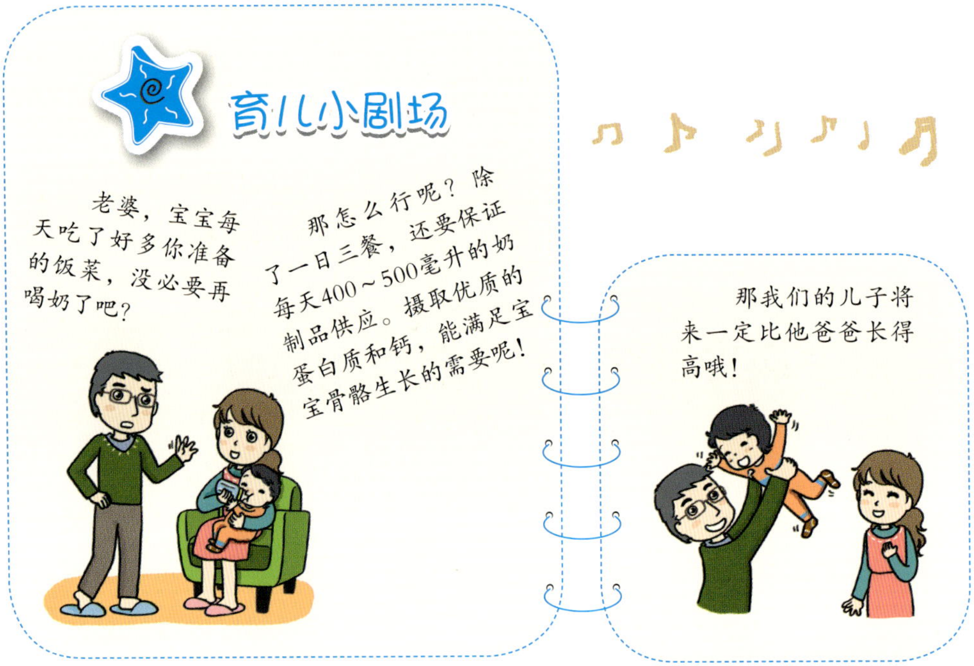
育儿小剧场
老婆，宝宝每天吃了好多你准备的饭菜，没必要再喝奶了吧？
那怎么行呢？除了一日三餐，还要保证每天400～500毫升的奶制品供应。摄取优质的蛋白质和钙，能满足宝宝骨骼生长的需要呢！
那我们的儿子将来一定比他爸爸长得高哦！

如何通过膳食促进宝宝长牙

一般来说，宝宝长到1岁时，有6～8颗牙；到1岁半时，有12～14颗；2岁时有16颗牙；2岁半～3岁时，20颗乳牙全部长出。牙齿主要是由牙质构成，在牙根部牙质的外面包有一层牙骨质，在牙冠部表面有白亮、坚硬的釉质，而釉质是人体中钙化程度最高的组织，宝宝摄取含充足的钙和釉质的蛋白质，有助于促进牙齿的萌出。

宝宝出生后，如果新手妈妈采取母乳喂养的哺乳方式，即使在宝宝的日常饮食中没有加入果汁、蔬菜、淀粉等，只要母乳充足，宝宝不会缺钙。如果是采取配方奶哺乳的话，因为配方奶和牛奶中含钙量较高，基本上也能满足宝宝的生长需要。不过，配方奶或牛奶中所含维生素D的量较低，维生素D摄取量不足会直接影响人体对钙的吸收，导致牙齿和骨骼中的钙质不足，从而影响宝宝的生长发育。

小叮咛

预防营养不良或营养过剩

平衡膳食是通过食物的合理搭配、正确的喂养方式来实现的，既要保证营养供给充足，又要避免营养过剩。那么，具体应该怎么做呢？

防止营养不良的方法

1. 科学育儿，尽量采取母乳喂养，并适当增加辅食量。

2. 维持宝宝足够的进食量，食物营养成分搭配合理，保证营养物质充分消化吸收。

3. 积极预防宝宝出现各种疾病。

4. 宝宝也有自己的生活作息时间，充足的睡眠、适当的锻炼、晒一晒太阳，都能增强宝宝的体质。

防止营养过剩的方法

1. 根据宝宝的生长需要提供充足、合理的膳食，切忌不要过量。

2. 定时定量进餐，避免摄取过量的食物。

3. 限制甜食的摄取量。

4. 每天保证宝宝有一定的活动量。

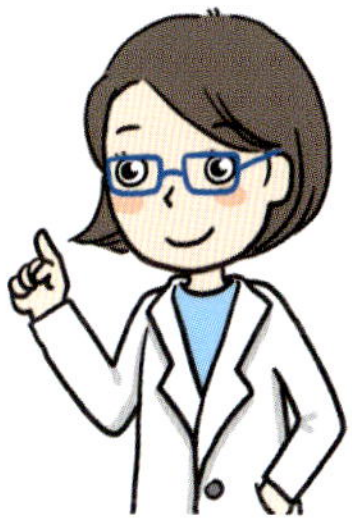

预防缺铁性贫血应怎样做

宝宝出生6个月后，胎儿时期储存在肝脏中的铁基本上已消耗完。如果不及时从食物中摄取的话，就容易出现缺铁性贫血的症状。若疏于对宝宝进行血色素检查或加强铁质的补充，9个月~2周岁的宝宝容易罹患缺铁性贫血。

铁是合成血红素的必需物质，缺铁会导致红血球数目减少，血液对氧的输送能力降低，进而导致大脑及全身供氧不足，脑神经元的活动及神经细胞的增殖数量下降，从而影响宝宝的智力发育，导致智力低下、注意力不易集中。缺铁性贫血还会导致肌肉所含的血红蛋白因缺铁而下降，使宝宝肌肉无力，活动发育迟缓。另外，缺铁会导致一些需要铁催化作用的酶的活性降低，例如，脂肪酸去饱和酶活性降低，导致亚麻酸不能合成DHA神经细胞膜并降低髓鞘形成的速度，从而使宝宝认知、记忆力下降。

铁还存在于细胞色素和酵素中，参与人体的多种新陈代谢和生理活动，所以补铁非常重要。对于宝宝来说，动物内脏（肝、肾、心等）、动物血、蘑菇、菌类等食物含铁丰富且容易被人体吸收，坚持摄入可避免宝宝患缺铁性贫血症。

营养宜忌小贴士

- 1岁左右的宝宝，除了一日三餐，还要保证每天400～500毫升的奶制品供应。
- 1岁宝宝的日常饮食中一定要注意钙质补充。含钙量较高的虾米、鱼虾等可剁碎后调入肉馅中，以增加宝宝钙质的摄入。
- 1岁宝宝应多吃动物内脏（肝、肾、心等）、动物血、蘑菇、菌类等含铁丰富且容易被人体吸收的食物，避免患上缺铁性贫血。

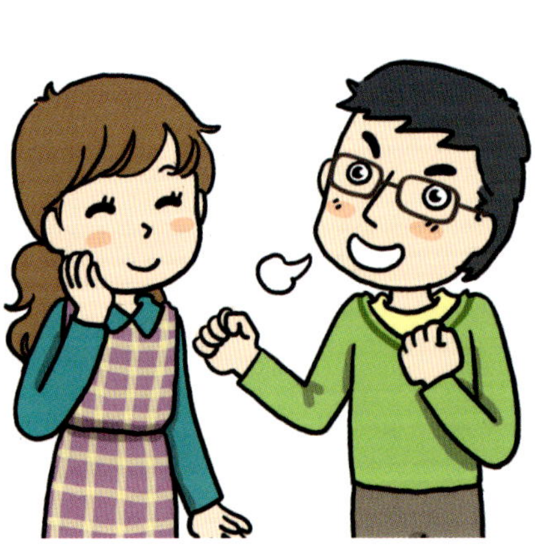

二、断奶宜忌

何时断奶宜多方考虑

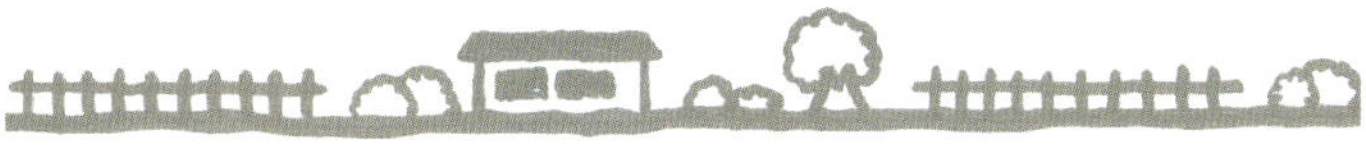

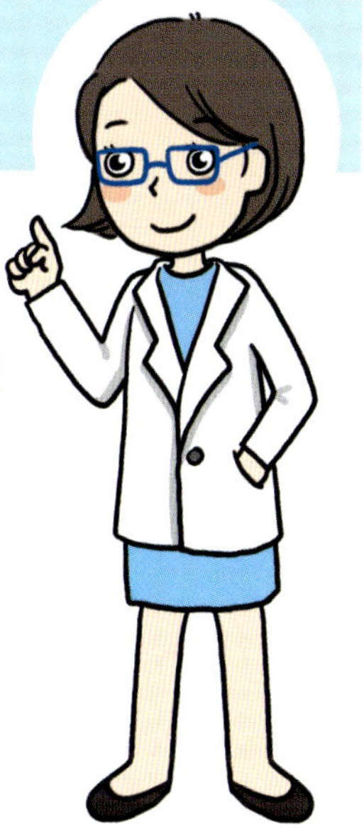

随着宝宝的身体不断发育，母乳的营养已无法满足宝宝的需要，这个时候就要考虑为宝宝增加其他的食物来源，用其他乳制品或代乳品替代母乳。

通常妈妈会在孩子1岁左右的时候考虑是否断奶。宝宝该在何时断奶是因人而异的，不仅与妈妈有关，跟宝宝也有关系。断奶的过程不宜操之过急，否则容易引起宝宝的食欲下降。断奶后的宝宝营养如何供给，这是新手爸妈必须考虑的问题。

母乳应喂到什么时候

很多妈妈不知道自己该什么时候给孩子断奶，只好参照其他妈妈的“过来人”经验操作。虽然世界卫生组织呼吁全世界的妈妈都应当“给宝宝哺乳到两周岁或以上”，但是也提出了很重要的一点，叫“自然离乳”，就是根据妈妈奶水的储备情况和宝宝的依赖性来决定。如果妈妈的身体条件好，奶水充足，就尽量给宝宝哺乳。反之，就需要考虑给宝宝断奶补给其他的乳制品。

怎样帮助宝宝断奶

给宝宝断奶一定要循序渐进，首先要减少每天哺乳的次数，尝试用牛奶或其他乳制品逐渐替代母乳；其次可以断掉临睡前和夜里的喂奶，减少宝宝对母乳的依赖。不要主动哺乳，等到宝宝饿了主动寻找妈妈乳头的时候再哺乳。在断奶过程中，爸爸也要发挥一定作用。由于宝宝对妈妈身上的奶味很敏感，适当地由爸爸来照顾宝宝，也是断奶成功的条件之一。

宝宝离乳后的营养摄取须知

对宝宝的辅食和乳制品摄入安排，要在断奶之前就开始准备，并在半断奶的情况下让宝宝适应它们的味道。即使宝宝一时不能适应，也不用着急，因为适合宝宝的食物有很多，总有宝宝喜欢的口味。

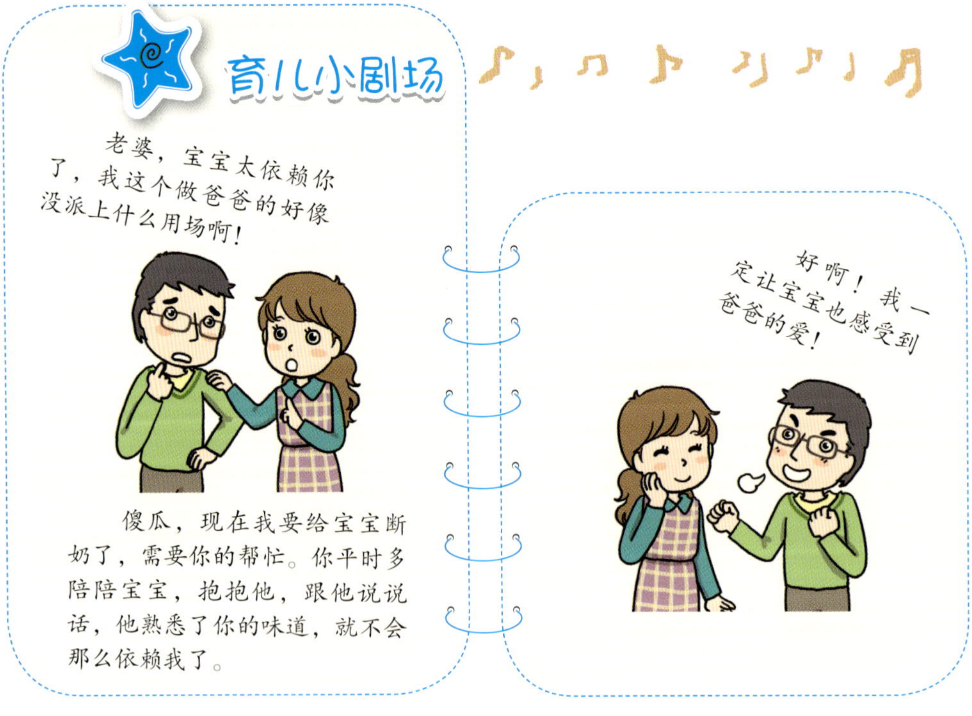
育儿小剧场
老婆，宝宝太依赖你了，我这个做爸爸的好像没派上什么用场啊！
傻瓜，现在我要给宝宝断奶了，需要你的帮忙。你平时多陪陪宝宝，抱抱他，跟他说说话，他熟悉了你的味道，就不会那么依赖我了。
好啊！我一定让宝宝也感受到爸爸的爱！

断奶后的宝宝，进食分为早、中、晚三餐，再加适当的点心。1岁左右的宝宝饮食强调平衡膳食：粗粮和细粮、米和面、荤和素相互搭配，食物以碎、软、烂为原则。既做到营养丰富，又有利于宝宝消化。离开母乳的宝宝主要在鱼、肉、蛋等食物中摄取必需的蛋白质和脂肪等营养元素。

小叮咛

调控好宝宝成长所需的六大营养素

宝宝需要充足而全面的营养，维持正常的生理功能。想满足宝宝生长发育的需要，每天都要提供给宝宝以下六大营养素。

1. 碳水化合物

每天要提供给宝宝140～170克的碳水化合物，主要在谷类、豆类、蔬菜、水果等食物中摄取。碳水化合物是宝宝活动和生长发育能量的主要来源。

2. 脂肪

每天要提供给宝宝30～40克的脂肪，主要在动植物油、蛋黄、乳类和肉类中摄取。脂肪不仅能为宝宝提供热量，还能维持宝宝体内器官的正常运作。

3. 蛋白质

每天要提供给宝宝35～40克的蛋白质，主要在肉类、豆类、鱼类、蛋类和谷物类中摄取。蛋白质不仅能够促进宝宝身体各组织器官的生长，还能提高宝宝的抵抗力。

4. 水

宝宝每天需要补充的水分标准为：每千克体重需补充125～150毫升。水能促进身体的新陈代谢和体温的调节。

5. 维生素

维生素是维持宝宝正常生理功能和生长发育必需的营养素。每一种维生素都有其独特的功能，其中维生素A、维生素B_1、维生素B_2、维生素C、维生素D对宝宝生长发育尤其重要，每日需要400毫克，可以在蔬菜、肉类、水果、蛋类等食物中摄取。

6. 矿物质

矿物质是宝宝每天所需的微量元素，每天提供给宝宝600毫克的钙，以满足骨骼和牙齿的生长，钙质主要从奶类、豆类、蛋类、鱼类中摄取。

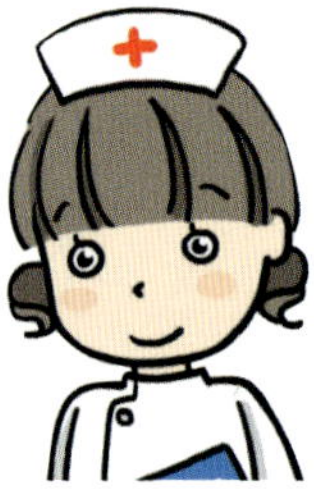

断奶宜忌小贴士

- “自然离乳”是根据妈妈奶水的储备情况和宝宝的依赖性决定何时断奶。如果妈妈的身体条件好，奶水充足，就尽量给宝宝延长哺乳时间；反之，就需要应考虑在1岁左右给宝宝断母乳，补给配方奶及其他乳制品。
- 给宝宝断奶要循序渐进，可按照以下四个步骤去做：

1. 减少每天哺乳的次数，尝试用牛奶或其他乳制品逐渐替代母乳。
2. 断掉临睡前和夜里的喂奶，减少宝宝对母乳的依赖。
3. 不主动哺乳，宝宝饿了主动寻找妈妈乳头的时候再哺乳。
4. 宝宝对妈妈身上的奶味敏感，适当由爸爸来照顾宝宝，有助于断奶成功。

- 断奶后的宝宝进食，分为早、中、晚三餐，再加适当的点心。

三、进食宜忌

科学饮食让宝宝保持好身材

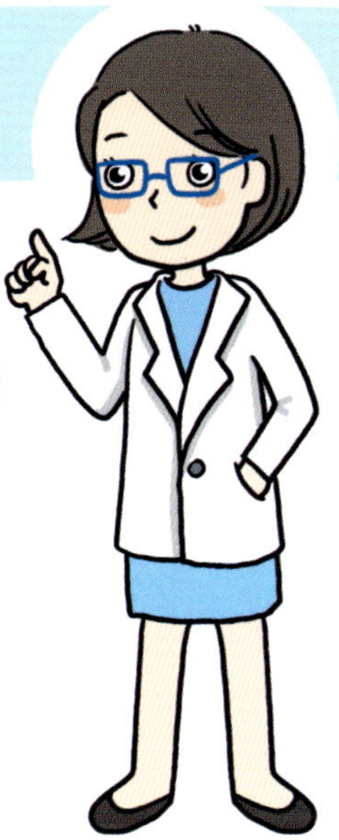

宝宝只有养成良好的进食习惯，才能保持身心健康。好习惯如何养成，如何为宝宝挑选食物，怎样的身高体重才是健康的标准？这些都是新手爸妈需要掌握的。

宝宝摄取的食物和进食的方法需要爸爸妈妈精心挑选与合理安排。每一种食物都含有丰富的维生素、蛋白质等营养素，缺一不可，不能让宝宝染上挑食的坏习惯，以免引起营养失衡、发育不良，对宝宝的成长不利。身为父母也要引导宝宝亲近健康食物，远离垃圾食品，预防宝宝因为不健康的饮食习惯而造成肥胖。

宝宝只爱吃喜欢的食物怎么办

有的宝宝特别偏爱某一种食物或者口味，排斥其他口味的食物，爸爸妈妈千万不要以“吃了青菜就奖励一小块巧克力”这样的方法让宝宝进食，这样做只会让宝宝认为青菜确实是不好吃。如果只让宝宝吃他喜欢的食物，他会不停地吃，引起消化不良和食欲减退，继而引发“积食症”。

育儿小剧场

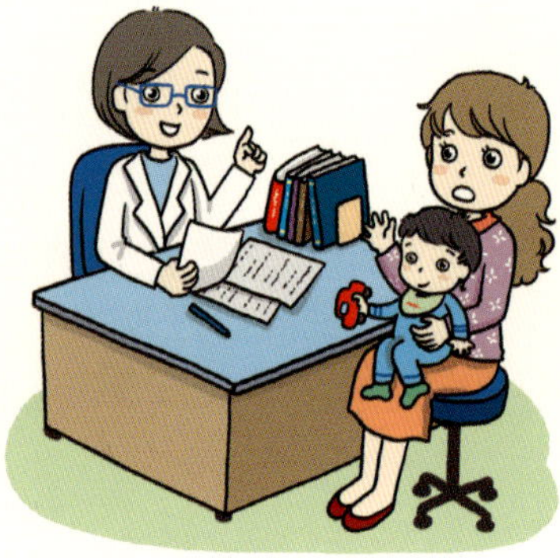

高医生，最近有好多宝宝都患有积食症，我家宝宝应该怎样预防呢？

宝宝对喜欢的食物控制力差，需要父母在喂食时定时定量，养成规律的进食习惯。饭后半小时进行适量的运动，有助于消化。不要在晚上给宝宝吃太多的食物，这样也容易积食。

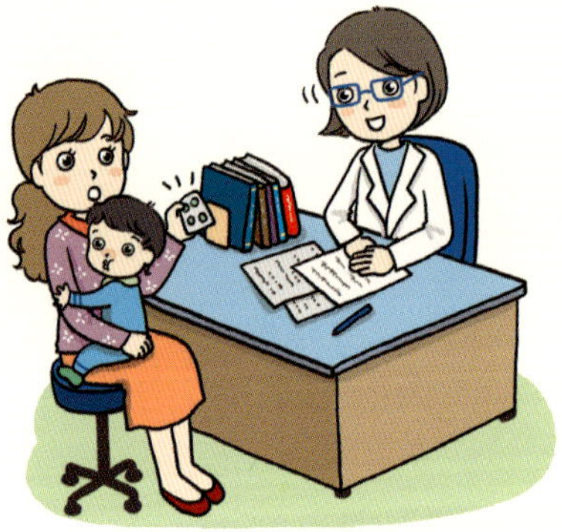

高医生，积食后吃消食丸、消食片有用吗？

当然有用了。另外，适当的腹部按摩也是可以的。

应对宝宝的挑食，可以尝试很多办法，比如把宝宝不喜欢吃的食物“变小”，切碎和在粥里给他吃；在食物的颜色、形状和气味上吸引他，宝宝常把吃饭当做游戏，有趣才能吸引他；可以做出榜样示范，在宝宝面前津津有味地吃下所有食物。宝宝的模仿力很强，如果你吃得很香，他也会模仿；还可以根据宝宝的个性特点，以编故事的方式引导他吃原本不喜欢吃的食物，假如宝宝很有爱心，就告诉他：“苦瓜弟弟因为没有人要吃它，整天愁眉苦脸的。如果你吃了它，它会很开心的哟！”也许宝宝就会因此尝试一下吃苦瓜。

宝宝不吃配方奶时要怎么做

配方奶是宝宝断奶后重要的母乳替代品，含丰富的维生素和蛋白质，应尽量让宝宝食用。配方奶应该在妈妈准备给宝宝断奶时给宝宝喝，每天减少一次喂母乳，用配方奶作为代替。如果此时宝宝还不能适应配方奶的味道，可以将配方奶和母乳调在一起给宝宝喝。

宝宝不爱吃配方奶时，应找出原因。有的宝宝是因为不喜欢塑料奶嘴代替妈妈的乳房，这个时候可以先用汤匙喂宝宝，再让其逐渐适应奶嘴；还有的是因为配方奶的味道比较重，不符合宝宝清淡的口味，引起宝宝拒食，所以调配方奶的时候可以适当调淡一点。

如果宝宝实在不愿意喝配方奶，可以通过辅食来补充每日所需的营养素。记得辅食的添加原则是由少到多、由稀到稠、由素到荤。还要注意水果、蔬菜和肉类的合理搭配，做到循序渐进，营养均衡。

小叮咛

选择乳制品的宜忌

为宝宝选择乳制品的过程中要注意：炼乳、麦乳精等乳制品加入大量的糖分，对宝宝生长不利。鲜奶和酸奶则是最适合宝宝食用的乳制品。宝宝在1岁之后就可以喝鲜奶了；酸奶对宝宝的身体有好处，可以补钙和预防慢性病，但要注意不能空腹喝。

如何正确为宝宝挑选零食

宝宝学会走路后，每天的活动量大，但是胃容量又小，所以时常会感到饥饿。在两餐之间适当地给宝宝吃一些健康的零食，有利于宝宝获取更多的维生素和矿物质。

为宝宝挑选零食要遵循“少糖、少脂肪、少盐”的三少原则，建议把零食分为“经常食用、少量食用、偶尔食用、不食用”四个类别来划分。

1. 经常食用

指富含维生素、益生菌、矿物质或膳食纤维的食物，具体说明详见下表：

食物名称	宝宝食用须知
酸奶&奶酪	宝宝最常见的食物来源，富含蛋白质、维生素和适量脂肪，其中的乳酸杆菌还能调节宝宝的肠胃功能。
水果&蔬菜	各种时令蔬果都适合给宝宝作为零食食用，还可以为宝宝制作蔬果色拉、水果、蔬菜汁。
面包&吐司	1岁左右的宝宝可以吃切片的吐司面包，如拳头般大小的奶香面包。1岁半之后宝宝咀嚼功能增强，可以吃杂粮或者全麦的面包，以增加膳食纤维。
坚果	1岁之后的宝宝可食用未经加工的瓜子仁、大杏仁、花生、核桃仁、松子、榛子等坚果。这些坚果含有优质的植物蛋白和维生素，营养价值较高。
豆类&豆制品	未添加油脂、糖和盐的豆浆以及豆干和炒黄豆等食物，能提供丰富的植物蛋白、钙、锌、磷等维生素，增强宝宝的记忆力。
自制杂粮	蒸地瓜、烤地瓜、蒸南瓜、南瓜羹、煮玉米、牛奶玉米汁等杂粮都适合给宝宝吃，它们能提供丰富的碳水化合物和膳食纤维。
自制饮料	除了豆浆、蔬果汁，还可以给宝宝准备绿豆沙、菊花水等营养饮料。

2. 少量食用

主要是一些含糖、盐、脂肪和添加剂较多的加工类食品和饮料，具体说明详见下表：

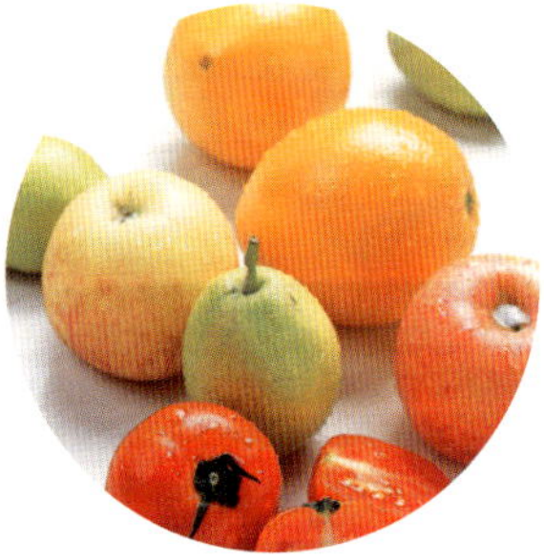

食物名称	宝宝食用须知
肉鱼类加工食物	市售牛肉干、火腿、香肠、肉松、鱼片、卤豆干等加工食物，由于盐分和各种添加剂较重，不适合宝宝食用。
饼干类加工食物	市售核桃仁、甜酥饼干、巧克力脆皮饼干、蜜酥花生等，宝宝可以少许食用。
果味饮料	各种果味饮料、100%纯果汁都含有过多的糖分，不宜让宝宝多饮，可用白开水或者矿泉水稀释一下再喝。

3. 偶尔食用

一些含高糖、高盐、高脂肪和添加剂的食品和饮料，不适合给宝宝当零食，具体说明详见下表：

食物名称	宝宝食用须知
糖果	各种软糖、硬糖、牛奶糖、棒棒糖、巧克力糖等都不适合作为宝宝的零食，1～3岁的宝宝长期食用糖果会出现蛀牙。
奶油制品	奶油蛋糕、冰激凌、奶油爆米花等，这些奶油制品高脂、高热量，吃多了不仅难消化，而且会引起食欲下降。
油炸食品	炸鸡翅、鸡块、油条等快餐，还有爆米花、薯片等膨化食品都经过油炸处理，含有高盐、高脂肪，不宜多吃。
烧烤&熏制品	烧烤素菜、肉类、熏肠、腊肉等加工食品属于高盐、高脂肪食品，不宜多吃。

4.禁止食用

指对宝宝身体有严重危害的食品，具体说明详见下表：

碳酸饮料	各种汽水都属于碳酸饮料，其中含有的柠檬酸和磷酸会影响人体对钙质的吸收。柠檬酸对牙齿有腐蚀作用，对胃也有刺激作用，常喝碳酸饮料容易引起龋齿、发胖、腹胀和肠胃功能紊乱。
含咖啡因饮料	咖啡、茶和一些功能性饮料中含有咖啡因成分，能刺激心肌收缩，让人兴奋，还容易引起肠痉挛。
含酒精饮料	酒精会刺激宝宝的胃，影响消化，对肝细胞也有损害作用，千万不能给宝宝喝含酒精的饮料。

为什么要重视宝宝的肥胖问题

肥胖的宝宝容易罹患呼吸道疾病，稍微运动就会气喘，心肺超负荷工作。根据调查显示，大约有1/3的肥胖宝宝会在成年后引发肥胖症，患高血压、冠心病、糖尿病、关节炎、静脉曲张等疾病，所以爸爸妈妈必须从小就要控制好宝宝的体重。

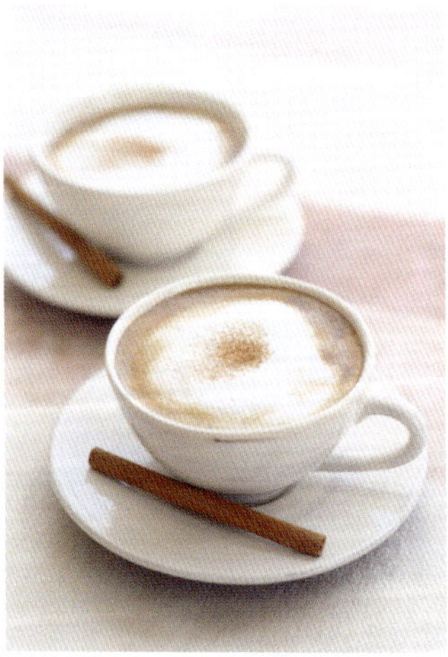

预防宝宝肥胖也有一些小方法，需要从一点一滴做起：一日三餐要规律，按时按量，以预防宝宝吃不健康的零食引发肥胖；宝宝吃饭时要细嚼慢咽，最好咀嚼20次以上再吞咽下去；不吃油炸、油酥、奶油等油脂食品；睡前不吃宵夜，饭后半小时进行适当运动。

怎样检测宝宝是否超重，可以参考下面的表格：

1～3岁宝宝身高体重参照表

	男孩		女孩	
年龄	身高（厘米）	标准体重（千克）	身高（厘米）	标准体重（千克）
1岁	74.6～80	9.12～11.2	73.1～78.7	8.47～10.57
1岁半	85.7～92.5	10.06～12.44	78.7～84.5	9.54～11.76
2岁	79.6～85.8	11.29～12.85	84.7～91.5	10.81～13.27
2岁半	89.8～96.8	12.33～14.89	88.4～95.6	11.64～14.3
3岁	93.1～100.5	12.91～15.93	92.3～99.5	12.58～15.44

对照上表，若宝宝的体重超过标准体重的10%为超重；超过标准体重的20%为肥胖；超过标准体重的40%为过度肥胖。

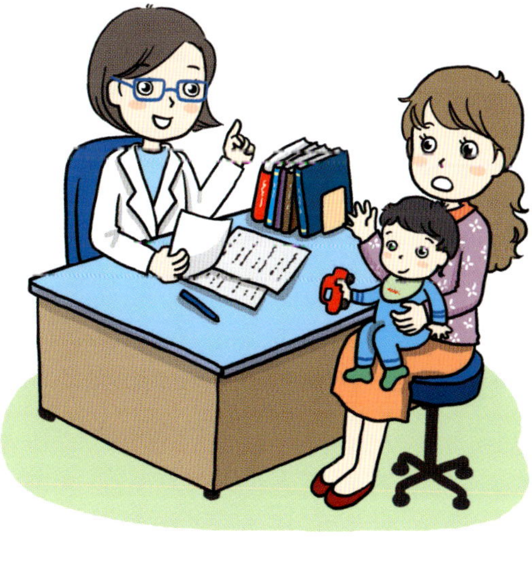

进食宜忌小贴士

● 应对宝宝挑食，可以尝试下面的方法：

1. 把宝宝不喜欢吃的食物“变小”，切碎放在粥里。

2. 在食物的颜色、形状和味道上进行变化和搭配，吸引宝宝眼球。

3. 让宝宝把吃饭当做有趣的游戏。

4. 父母做出榜样示范，在宝宝面前津津有味地吃下所有食物，让宝宝模仿你的行为。

5. 以编故事的方式引导宝宝吃下原本不喜欢吃的食物。

● 宝宝不吃配方奶时，应找出原因。如果宝宝不喜欢塑料奶嘴，可以用汤匙喂，再让宝宝逐渐适应奶嘴；如果宝宝讨厌配方奶的味道比较重，调配方奶时可适当调淡一点；如果宝宝不愿意喝配方奶，可通过辅食补充每日所需营养素。

● 为1岁宝宝挑选零食应遵循“少糖、少脂肪、少盐”的三少原则，把零食分为“经常食用、少量食用、偶尔食用、不食用”四个类别：

1. 经常食用：酸奶、奶酪、水果、蔬菜、面包、吐司、坚果、豆及豆制品、自制杂粮、自制饮料。

2. 少量食用：肉鱼类加工食物、饼干类加工食物、果味饮料。

3. 偶尔食用：糖果、奶油制品、油炸食品、烧烤和熏制食品。

4. 不食用：碳酸饮料、含咖啡因饮料、含酒精饮料。

● 预防宝宝肥胖应做到：一日三餐规律，按时按量；杜绝宝宝吃不健康的零食；宝宝吃饭时要细嚼慢咽，最好咀嚼20次以上再吞咽下去；不吃油炸、油酥、奶油等油脂食品；睡前不吃宵夜；饭后半小时进行适当运动。

● 对照本小节中的《1～3岁宝宝身高体重参照表》，检查宝宝是否体重超标及有肥胖问题。

四、夏日宜忌

宝宝应当怎样安度夏日

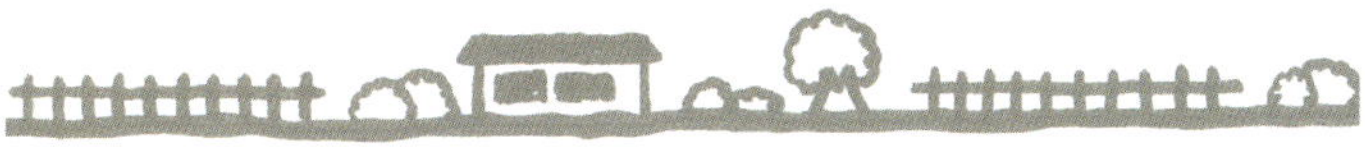

夏天气温升高，宝宝容易流汗，且新陈代谢增强，需要及时补充营养。夏天气温的变化也会带来口味的变化，家长应帮宝宝准备合理的食谱。

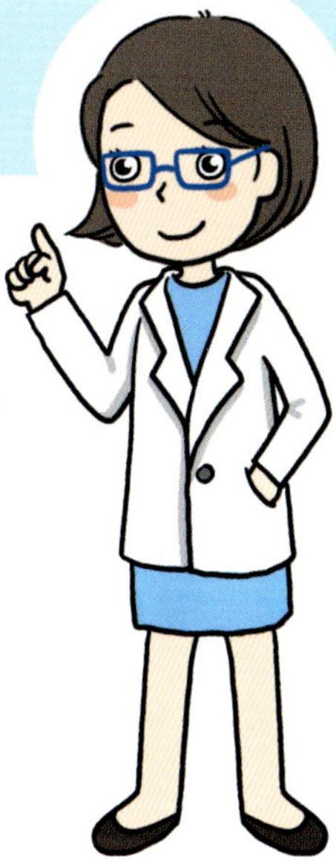

夏天容易引发各种暑热和皮肤疾病，家长要为宝宝提早做好防晒抗暑工作。宝宝娇嫩的皮肤容易受到蚊虫叮咬和日光侵害，外出时一定要记得涂抹防蚊液与防晒乳。同时要注意宝宝的个人清洁卫生，避免出现腹泻。家里要常备藿香正气水、花露水、十滴水、风油精、爽身粉等防暑、防蚊、防痱的良药，以备不时之需。

怎样防治宝宝的夏日常见病

夏季的高温考验着宝宝的承受力，爸爸妈妈应当在饮食和生活卫生方面做好防护工作。夏季出汗营养流失多，应该为宝宝增加食物的供给，如牛奶、新鲜的蔬菜和水果等。室内温度不宜和室外相差太大，达到防暑纳凉的效果就可以，不宜温度过低，不然宝宝在两种环境中活动极易伤风感冒。

夏天是宝宝中暑的高发季节，爸爸妈妈要注意根据气温帮宝宝增减衣服，同时要保持室内通风。对活动量较大的宝宝要适当补充淡盐水，补充流失的盐分，预防脱水性休克。不宜让宝宝在烈日下玩耍，出门一定要帮宝宝涂抹防晒乳液，避免皮肤晒伤。另外，夏天极易滋生细菌，宝宝的食物、碗勺和小手要随时保持清洁，避免细菌感染引起腹泻。

出汗也是夏天常见的症状，不容小觑，它是身体内的一种神经反射表现。宝宝处于生长发育阶段，生理代谢旺盛，神经系统调节功能不是很健全，容易出现盗汗（只是生理性多汗）。宝宝吃热的食物、衣服穿太多、衣服过紧、正常活动、精神紧张或感到恐惧时都会出汗，此时只需给宝宝多补充水、穿宽松的衣服、吃适温的食物就可以了，无需特别担心。

小叮咛

宝宝中暑了该怎么办

如果宝宝出现皮肤红润，但触摸起来干燥温热，同时烦躁不安、不停哭闹，体温达到38℃以上的症状，就有可能是中暑了。这个时候应该解开宝宝的衣服，放在阴凉通风的地方，用风扇降低周围环境的温度，同时用毛巾沾冷水轻拭全身，降低体温。此外，要给宝宝喝凉的盐开水，补充水分和无机盐；还可以服用一些祛暑药物。

夏天应当怎样预防痱子

痱子主要是因为夏季气温高、湿度大，身体出汗过多却不能及时蒸发，从而导致汗腺闭塞、汗液渗入周围组织引起皮肤刺激的一种症状。

夏季长痱子不仅让宝宝难受，妈妈也很烦心。如果抓破了痱子，还容易引起皮肤感染。应当怎样预防宝宝长痱子呢？痱子的滋生条件是“热”和“湿”，爸爸妈妈要在这两方面做好防护工作。首先，保持室内通风，不要给宝宝穿太多的衣服，否则容易造成闷热流汗，皮肤湿润。其次，要让宝宝保持皮肤干燥，最好给宝宝穿凉爽又透气的纯棉衣服。同时，要帮宝宝勤洗澡、勤换衣、勤剪指甲。对于好动的宝宝，最好剪短他的头发，避免额头出汗长痱子。

一旦出现了痱子，可以在洗澡水里倒入适量花露水给宝宝洗澡，不要使用香皂或者沐浴乳，只用清水洗净全身就好，然后擦干宝宝的皮肤，在长痱子的地方涂抹捣碎后的六神丸。另外，菜瓜水、黄瓜片等都对祛痱止痒有一定疗效。

夏天应给宝宝吃什么食物

为防暑去热，宝宝夏天的食物应以“口味清淡、少油腻、清热去火”为原则。夏天宝宝容易流汗，营养流失快，应注意让宝宝少量多餐，及时补充水分和盐分。如果宝宝食欲不佳，不妨在早餐上加量，早晨是宝宝一天中食欲相对最好的时候。另外，还可以用新鲜的蔬菜水果做成果蔬色拉给宝宝吃。

夏天气温较高，饭菜要稍微凉了之后再给宝宝吃，让宝宝少吃饭、多吃菜，这样更容易进食。做菜的花样要翻新，在饭菜的颜色和形状上变换花样更容易引起宝宝的兴趣。一般来说，凉拌、蒸、煮的菜更符合夏天的口味，如凉拌黄瓜、蒸茄子、蔬菜瘦肉粥等。最好每天都有不同的菜，以增加宝宝食欲。另外，清热下火的苦瓜必不可少，绿豆汤、荷叶粥、银耳汤也很适合夏天熬给宝宝喝。

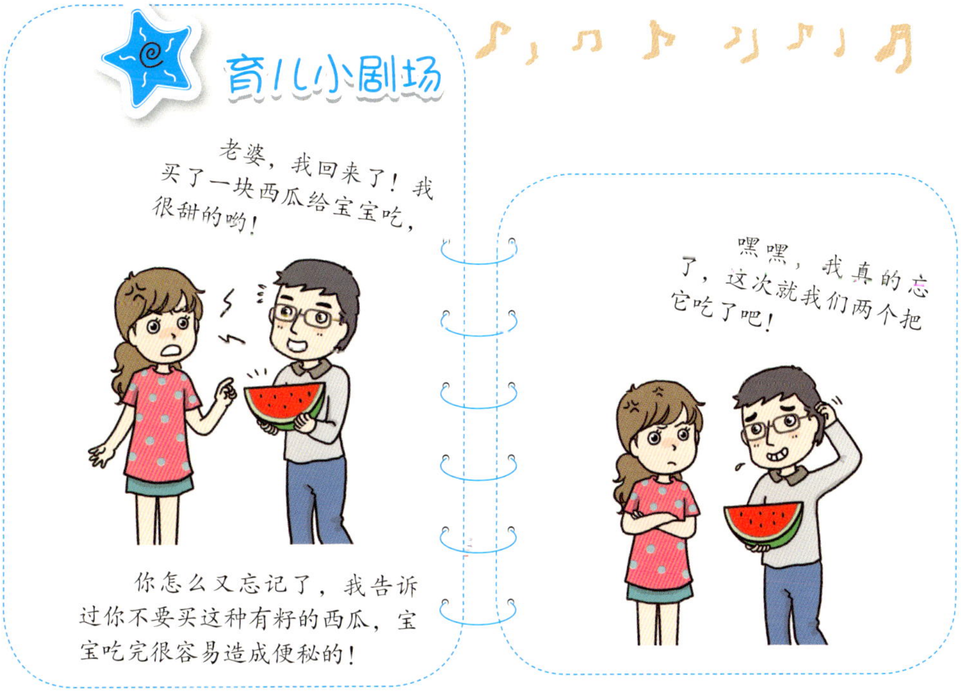
育儿小剧场
老婆，我回来了！我买了一块西瓜给宝宝吃，很甜的哟！
你怎么又忘记了，我告诉过你不要买这种有籽的西瓜，宝宝吃完很容易造成便秘的！
嘿嘿，我真的忘了，这次就我们两个把它吃了吧！

夏日宜忌小贴士

- 预防宝宝夏天生病，应做到以下几点：

1. 及时补充牛奶、新鲜的蔬菜和水果等。

2. 保持室内通风，室内温度不宜过低。

3. 宝宝若活动量较大，需适量补充淡盐水。

4. 避免让宝宝在烈日下玩耍，出门帮宝宝涂抹防晒乳液。

5. 注意餐具的卫生清洁。

6. 掌握宝宝中暑时的应对方法。

- 预防宝宝生痱子，应做到以下几点：

1. 保持室内通风，不要给宝宝穿太多衣服，给宝宝穿凉爽又透气的纯棉衣服。

2. 帮宝宝勤洗澡、勤换衣、勤剪指甲。

3. 好动的宝宝，最好剪短头发。

4. 一旦出现痱子，可在洗澡水里倒入适量花露水，不要使用香皂或者沐浴乳，以清水洗净全身，浴后擦上爽身止痱粉。

- 夏天针对1岁宝宝的理想饮食原则：

1. 以“口味清淡、少油腻、清热去火”为原则。

2. 少量多餐，及时补充温开水或盐水。

3. 宝宝食欲不佳时，在早餐上加量。

4. 新鲜的蔬菜水果，可直接食用或做成果蔬色拉，吃西瓜应去籽。

5. 饭菜要稍凉后再给宝宝吃，让宝宝少吃饭、多吃菜。

6. 凉拌、蒸、煮的菜更符合夏天，如凉拌苦瓜、蒸茄子、蔬菜瘦肉粥等。

7. 绿豆汤、荷叶粥、银耳汤可熬给宝宝喝。

五、日常宜忌

这些小细节不可忽略哟

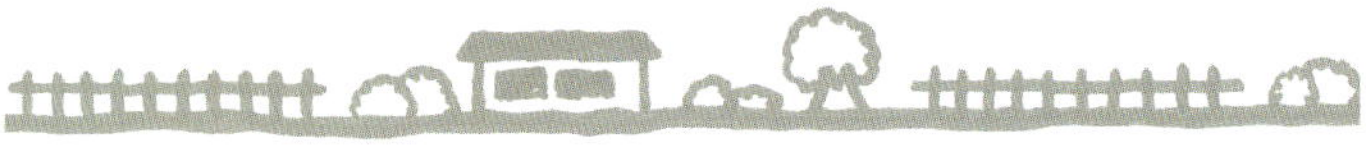

1岁左右的宝宝，视力、听觉都处于发育阶段，新手爸妈要在日常生活中注意每一个细节，为宝宝创造健康良好的生活环境，促进宝宝的身体发育。

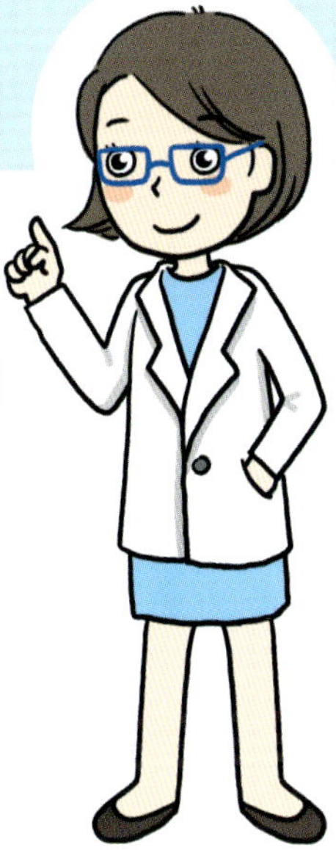

在日常生活中不仅要为宝宝创造健康的生活环境，也要让宝宝养成良好的习惯：注意看电视的时间与坐姿；让宝宝远离噪音的干扰；避免家里的家具和玩具出现尖锐棱角；在宝宝上床睡觉与玩耍时做好保护工作；避免宝宝受细菌侵扰；保证宝宝穿衣的美观和保暖，在适当的时候穿上开裆裤等。总之，爸爸妈妈应提前做好准备，平时多注意观察宝宝的一举一动，从细节处展现关心。

宝宝不可长时间看电视

1～3岁的宝宝眼睛发育尚未完全，不宜长时间盯着电视里移动的物体观看，否则容易引起近视。宝宝与电视里的人物无法交流，长期单向接受电视讯息，会降低宝宝学习语言的能力，电视里发出的各种声响也会干扰宝宝的注意力，导致注意力下降。另外，市面上的液晶、等离子、背投电视都有辐射，对宝宝的健康不利。

宝宝可以适当地看电视，但最好有父母陪在身边，应让他保持正确的姿势与距离，同时不要忘了和宝宝交流，增强其理解力和沟通能力。切忌在吃饭时间打开电视，宝宝每天的看电视时间最好控制在一个小时左右，每隔15分钟要让眼睛休息一下。

从心理角度来说，电视节目虽然丰富多彩，但对宝宝而言，电视里的画面都是一些无意义的图案和色彩，自己无法和电视里面的人物、动物进行交流，比不上爸爸妈妈的拥抱与说话感觉更温暖。所以，新手爸妈不要因为自己忙碌，而把看管宝宝的任务交给生硬的电视机，一定要多花时间陪宝宝玩耍和说话。

小叮咛

宝宝应当如何正确地观看电视

1. 让宝宝与电视机的距离保持在2.5～4米。
2. 让宝宝的视线与电视机屏幕处在同一高度，以免颈椎不适。
3. 调节电视的亮度和声音，光线适中，声音适中。
4. 看电视时，要让宝宝端坐在沙发或者椅子上，不能斜靠着、歪躺着看。
5. 不能在吃饭时间看电视，以免消化不良和注意力分散。
6. 根据宝宝的年龄，把看电视时间控制在半小时至2个小时，切忌时间过长。

噪音对宝宝的发育不利

噪音是指一些发声不规律、单调、机械的声音，如马路上的汽车鸣笛声、飞机起飞声、电锯声、割草机工作时的声音，还包括嘈杂的人和动物发出的声音等。宝宝的耳朵如果长期听到的是这些令人烦躁的声音，对其成长将非常不利。

噪音容易让宝宝的听觉敏感度降低，无法区分低分贝的声音，对宝宝的听说能力有很大影响。噪音还会让宝宝出现听觉疲劳、听力减弱、注意力降低等症状。长此以往，将影响宝宝智力的发育。另外，噪声会影响宝宝的情绪，使宝宝容易产生暴躁的脾气，做事没有耐心，降低学习能力。

噪音的污染主要来自交通、工业和生活三方面。爸爸妈妈要注意让宝宝少在人多嘈杂的地方待的时间过长；家里的电视、收音机、音响等电器的音量控制在合适的范围；平时多放一些舒缓的纯音乐给宝宝听，安抚宝宝的情绪。

噪音的类别及回避方法

噪音类别	来源	出现情况	回避方法
交通噪音	交通工具使用过程中产生	堵塞的公路、机场附近、地铁、公交车上的机械噪音	少带宝宝去这些地方，选择在人少的时间段外出
建筑噪音	建筑施工过程中产生	建筑工地附近、住户新装修及修补房屋时的电钻、敲击等噪音	如果小区附近有建筑工地，可向相关部门投诉，让其控制施工时间。小区内的噪音也可以出面协调
生活噪音	生活环境中产生	小区住户遛狗、大声交谈、吵闹、唱卡拉OK、汽车防盗铃、割草机的声音等	和对方协调控制好这些声响，或是使用具有隔音设备的门窗，为宝宝创造安静的生活环境
家庭噪音	家庭里各种电器工作中产生	果汁机、音响设备、电视、计算机等发出的声音；老化的空调、冰箱、洗衣机等电器运转时发出的噪音	使用有噪音的电器时，让宝宝待在较远的房间，关上门。平时看电视、使用计算机时音量尽量调小。尽快维修或更换老化的电器，避免长期发出噪音干扰宝宝生活

怎样提防和避免宝宝坠床

宝宝学会走路之后，四肢的活动量逐渐增加，稍不注意，躺在床上的宝宝就会翻身从床上掉下来，引起摔伤。避免宝宝坠床的方法很简单，爸爸妈妈稍微细心一点就能做到。

不要让宝宝睡在父母的床上。由于没有护栏，宝宝很可能在父母不在的时候滚落到床下。应让宝宝睡在自己的小床上，床距离地面不要太高，保持在50厘米以下。床的周围要有护栏，护栏高度不低于60厘米，避免宝宝翻越护栏坠地。护栏之间的栅栏间隔应在10厘米左右，便于宝宝观察外面的世界，又不至于身体被卡住。

为保证万无一失，还可以在宝宝的床下铺上地毯，即使掉下来也不会摔得太严重。另外，可以在床顶或者护栏上绑上小铃铛，当宝宝醒来活动时，小铃铛会提醒妈妈，宝宝醒来了。

该给宝宝准备开裆裤吗

什么时候给宝宝穿开裆裤，这是因人而异的问题。一般来说，宝宝在学会爬的时候就可以穿开裆裤了，此时大多数宝宝的排便已经很有规律，但还要视每个宝宝的具体情况而定。

穿开裆裤应该从对宝宝有意识地排便训练开始，如果宝宝还不懂得根据妈妈的提示排便，就要注意观察每次宝宝排便时的身体反应，如脸部有用力的动作、双腿会抖动等。宝宝出现排便反应后，妈妈就要及时把宝宝抱到洗手间诱导其排便，并用声音提示宝宝，如小便用“嘘嘘”、大便用“嗯嗯”。经过多次训练之后，让宝宝养成习惯，形成条件反射。

当宝宝的排便形成规律，爸爸妈妈能够及时让宝宝排便时，就可以给宝宝穿开裆裤。穿开裆裤有许多优点，不仅保暖、雅观、避免蚊虫叮咬，还能减少阴部细菌感染的几率。所以时机成熟时，一定要让宝宝穿上开裆裤。

育儿小剧场

高医生，我的宝宝有1岁半了，最近想选开裆裤来给宝宝穿，但是商店里有好多种，不知道该选什么才好呢！

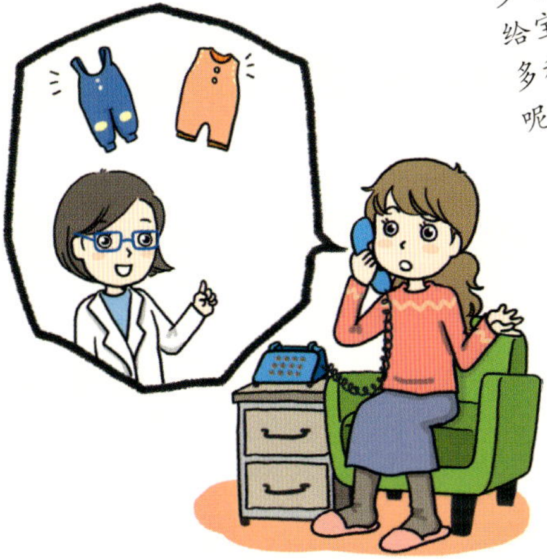

嗯，1岁半的宝宝是可以穿开裆裤了。宝宝现在活动量大，最好给他选那种连体的或者有背带的裤子，这样活动时才不会把肚子露出来。

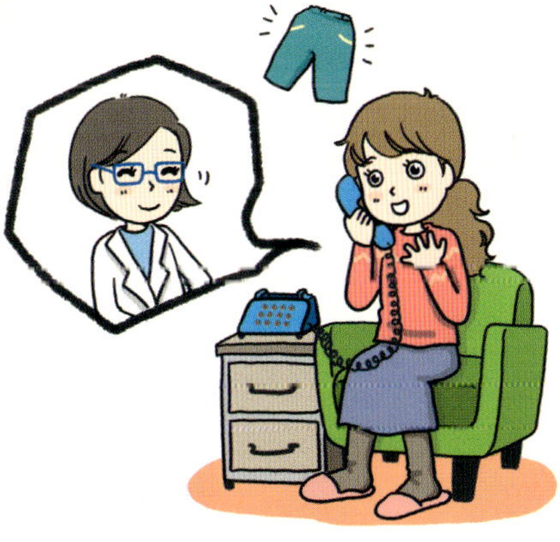

高医生，您提示得太好了，我正犹豫要不要买腰间有松紧带的半截裤呢！

日常宜忌小贴士

● 1～3岁的宝宝眼睛发育尚未完全，不宜长时间盯着电视看，可以适当地看电视，应注意以下原则：

1. 最好父母陪在身边，与宝宝不时交流。

2. 保持正确的姿势与距离。

3. 切忌在吃饭时间打开电视。

4. 宝宝每天的看电视时间控制在一个小时，每隔15分钟休息一下。

● 避免宝宝受到噪音污染，应注意以下几点：

1. 不要让宝宝在人多嘈杂的地方待的时间过长。

2. 家里的电视、收音机、音响等电器音量控制在合适的范围。

3. 平时多放一些舒缓的纯音乐给宝宝听，安抚宝宝的情绪。

● 预防和避免宝宝坠床的措施：

1. 不要让宝宝睡在父母的床上，应让宝宝睡在自己的小床上。

2. 婴儿床距离地面不要太高，保持在50厘米以下；床的周围要有护栏，护栏高度不低于60厘米；护栏之间的栅栏间隔应在10厘米左右。

3. 在婴儿床下铺上地毯；在床顶或者护栏上绑上小铃铛，当宝宝醒来活动时，小铃铛会提醒妈妈。

● 穿开裆裤应从对宝宝有意识地排便训练开始。宝宝出现排便反应后，要及时把宝宝抱到洗手间诱导其排便，并用声音提示宝宝，如小便用“嘘嘘”、大便用“嗯嗯”。经过多次训练之后，让宝宝养成习惯，形成条件反射。

六、语言宜忌

留意宝宝的语言能力发展

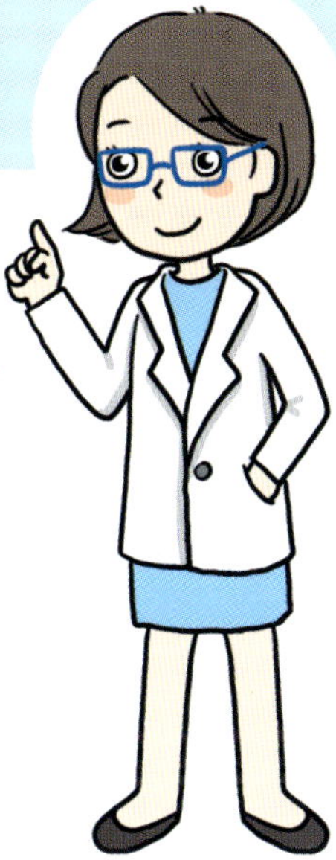

宝宝的语言能力是爸爸妈妈普遍关心的问题。很多父母认为，宝宝晚说话就是智力发展低下，其实两者并无直接关联，宝宝说话需要良好的语言环境，需要思想与思维统一，父母在平时应多注意训练宝宝这方面的能力。

训练宝宝的语言能力，有助于加强宝宝的交际、沟通与理解力。宝宝的模仿能力很强，最初开口说话是因为听到身边人的说话声音而模仿，爸爸妈妈要时常和宝宝交流，动作或者语言都行，即使他暂时不能理解其中的含义，但培养良好的语言氛围有助于促进宝宝的语言能力。为进一步提高宝宝的语言能力，还要在听说方面多下工夫，训练宝宝听故事、讲故事的能力。

为什么我家的宝宝很少说话

一般来说，宝宝会在1岁左右开口说话，有的更早，有的更晚，只要在3岁前开口说话都算正常。宝宝说话的早晚和爸爸妈妈的指导有很大关系，不妨在宝宝6个月左右就经常对他说一些简单的字，如拿、要、走、喝、好等，增强印象。当宝宝能表达自己意愿的时候，父母要时常用语言来提示他，假如宝宝指着水杯表示想要喝水，就要一边递给他，一边重复说“水、水……”，反复几次，宝宝就会记住这个字的发音。

如果发现宝宝对大人的语言毫无兴趣，总是自顾自地玩，跟人说话时不会盯着对方眼睛，也从不用身体语言来表示自己的想法，就要小心留意了，此时最好到医院检查一下，因为这样的宝宝有可能患有听力障碍或者智力低下的病症，还有可能罹患上自闭症。这些问题必须及早发现，及早解决。

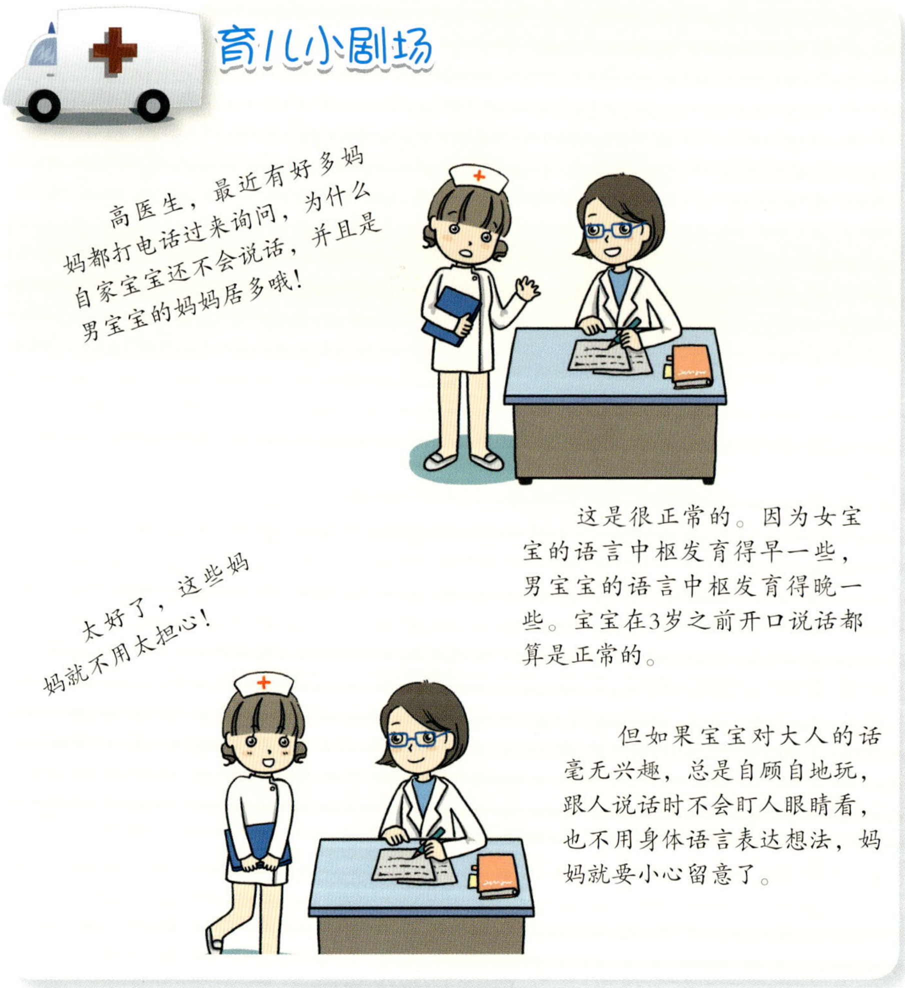

不要勉强宝宝做肢体语言

肢体语言不仅是宝宝说话前的替代语言，而且有助于训练宝宝手脑合一的智力发展，有的宝宝很乐意展示自己的肢体语言，他的身体协调性好，代表他的个性也是开朗乐观的。有的宝宝比较沉默，不愿意表达太多自己的想法，这也是个性造成的。

爸爸妈妈要有意识地教会宝宝如何使用肢体语言，如用招手表示你好、摆手表示再见、摇头表示不要等，要一边做一边说它的意思，让宝宝能够对号入座。如果宝宝只是不愿意在陌生人面前做肢体动作，那就要考虑是否太过保护宝宝，阻碍了他的社交能力。

爸爸妈妈应该把宝宝当做独立的个体，尽量不干扰他自己的空间，如有小朋友来家里玩，不要什么都帮宝宝准备好，而是要引导宝宝自己去拿玩具箱、小椅子来招待小客人，这样会大大增强宝宝的社交能力和肢体语言能力。

如果宝宝实在不愿意使用肢体语言，也不用太过担心，只要能够开口说话即是很大的进步。并不是所有宝宝都要具备全面的能力，宝宝在某方面欠缺，在另一方面就一定有过人之处，所以没有必要勉强宝宝做他不愿意做的事情。

怎样教宝宝认字和阅读

宝宝学说话是一个漫长的过程，不是一蹴而就的，要一步一步地实现。当宝宝能够表达自己的意愿时，就可以念一些简单的词给他听，让他累积对语言的感觉，然后从字词学起，再学习对话和说出完整的句子。

一般来说，1岁之后的宝宝已经开始说话，这个时候可以多教宝宝认字，训练他念押韵的诗歌、儿歌，培养语感。家里要购买一些交通工具、动物、水果等事物的认知卡片，让宝宝认识它们的外形，正确读出它们的发音。这个时候还要有意识地培养宝宝听故事与讲故事的能力。

宝宝在2岁之后就可以念有情节的图画书给他听了，比如《彼得兔的故事》、米菲兔子系列、《月亮，晚安》、斯凯瑞金色童书系列等生活场景的小故事。图画书可以增强宝宝的观察力、想象力与理解力，是父母和孩子培养亲子情感的绝好工具。从有趣的故事中学习，宝宝的阅读量和语言表达能力会大大增强。需要说明的是，一定要和宝宝一起阅读图画书，父母投入感情地读出那些字句，让宝宝沉浸在故事与爸爸妈妈浓浓的关爱中，有助于建立健全的人格。

小叮咛

1～3岁宝宝应当看些什么书

宝宝在1岁以后已经有了简单分辨色彩、形状的能力，也有一定的理解力。这个时候可以用图画书来激发宝宝的想象力、训练记忆力等。主要体现在以下几个方面。

1. 认知图画书

最初给宝宝看的图画书应当是认知图画书，教宝宝学习认识周边的动物、人、交通工具、建筑物等。如法国绘本“妈妈你问我”系列、美国绘本“小花兔学字母”系列。

2. 生活场景图画书

爸爸妈妈要学会用图画书中的有趣情节来规范宝宝的一些行为习惯，如日本绘本作家佐佐木洋子的“噼里啪啦”系列、“小熊宝宝”绘本系列、“玛蒂娜故事书”系列、“斯凯瑞金色童书”系列等，告诉宝宝应该如何上厕所、刷牙、洗澡、穿衣服、结识新朋友等。

3. 益智图画书

宝宝在1岁半之后，可以尝试看一些开发左右脑的图画书，包括：走迷宫、做拼图、涂色、贴纸、认数字、分辨颜色等益智游戏书，如五味太郎的益智游戏书、日本的新头脑开发丛书等。

语言宜忌小贴士

- 一般来说，宝宝会在1岁左右开口说话，只要在3岁以前开口说话都是正常的。
- 要有意识地教宝宝使用肢体语言，如招手表示你好、摆手表示再见、摇头表示不要等。一边做一边说明它的意思，让宝宝能够对号入座。
- 把宝宝当做独立的个体，尽量不干扰他自己的空间，不要什么都帮宝宝准备好，而要引导宝宝自己动手，增强宝宝的社交能力。
- 宝宝一般在1岁之后开始说话，可以多教宝宝认字，训练他念押韵的诗歌、儿歌来培养语感；家里要购买一些交通工具、动物、水果等事物的认知卡片，让宝宝认识它们的外形，正确读出它们的发音，有意识地培养宝宝听故事与讲故事的能力。
- 在宝宝2岁以后，可以给他念有情节的图画书，主要包括认知图画书、生活场景图画书、益智图画书。

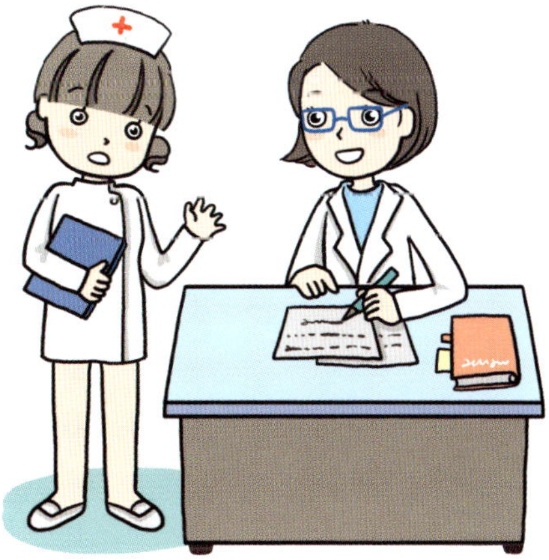

七、行走宜忌

教宝宝正确学习走路

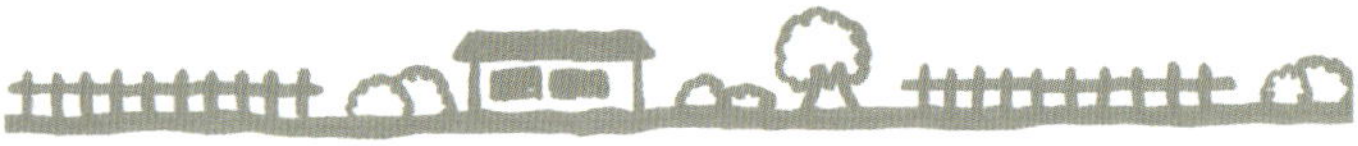

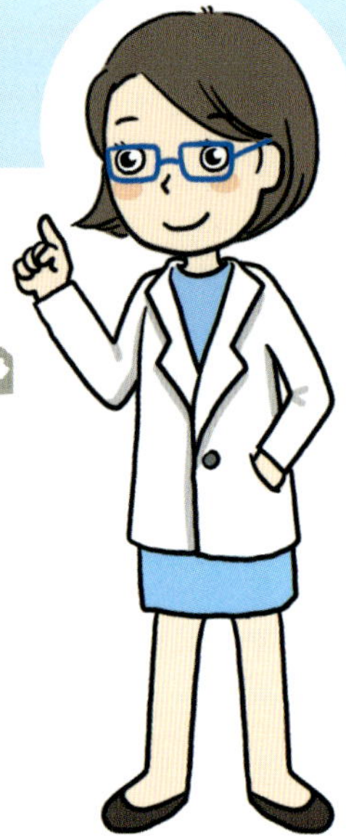

宝宝的运动神经要充分发展，必须经常运动四肢，训练身体的协调性。刚学习走路的宝宝最容易出现扭伤和摔伤，爸爸妈妈要掌握好训练方法，让宝宝安全快乐地学习。

当宝宝想走路时，说明他至少具备了三种能力：一是能够抓握拳，有意识地使用自己的手指和脚趾；二是腿部肌肉已经能够支撑身体的重量；三是四肢运动灵活，能够调节身体的重心。爸爸妈妈要鼓励宝宝学走路，选择适当的工具和方法练习，一旦会走路之后，就要把家里容易出现碰撞和摔跤的地方适当处理一下，以免宝宝出现意外。

宝宝容易摔跤说明什么

1岁左右的宝宝骨骼基本发育完整，可考虑让宝宝学走路。很多妈妈反映宝宝在走路的时候容易摔倒，这可能是多方面原因造成的。爸爸妈妈要仔细观察宝宝的情况，才好对症下药——

1. 可能视力有问题。有些弱视的宝宝学走路时不敢迈步，走起路来东倒西歪，当然很容易摔跤，爸爸妈妈要注意带宝宝定期检查视力。

2. 可能是小脑发育不良，导致平衡感差，引起摔跤。

3. 可能是缺钙。如果宝宝缺钙，膝盖会出现无力的症状，走路不稳、很容易摔倒。判断宝宝是否缺钙有以下方法：观察宝宝是不是不容易入睡，一旦入睡时多汗、容易惊醒，指甲灰白、头发稀疏等，就应该和医生讨论是否需要补钙。

为了防止宝宝缺钙，孕妈妈在怀孕晚期可以适当补充钙和维生素，能有效预防新生儿缺钙。宝宝出生后，宜到户外活动，因为适当的紫外线照射能转化为维生素D，自身合成的营养素更有益于宝宝摄入母乳或配方乳中的钙，促进牙齿、骨骼的生长。宝宝能咀嚼食物时，可以选择含钙丰富的食物，例如芝麻酱、切碎的虾米等。

小叮咛

宝宝学习走路的五个阶段

1. 第一阶段（10～11个月）：这是宝宝开始学习行走的最早时段，爸爸妈妈应尝试扶着宝宝的腰，看他是否能自己站立一会。如果宝宝站立很稳，甚至能停留一下，这个时候就可以让宝宝练习走路。

2. 第二阶段（12个月）：这个时候要训练宝宝“站立—蹲下—再站立”的连贯动作。刚开始节奏可以比较缓慢，经常训练这个动作，可以帮助宝宝增强肌肉练习和身体协调性。

3. 第三阶段（1岁以上）：这个阶段的宝宝一般能够扶着家里的沙发、桌子行走了，可以尝试让宝宝放开手走几步，让宝宝展开手，增强平衡感。

4. 第四阶段（13个月左右）：这个时候要注意训练宝宝的视线与身体移动方向相协调，让宝宝适应在不同的地面上行走。

5. 第五阶段（13～15个月）：这个时候宝宝已经能够正常走路，爸爸妈妈要多带宝宝到户外活动，增强孩子的好奇心与运动能力。

训练宝宝向后倒着走

宝宝学会走路之后，爸爸妈妈接着要训练宝宝向后走，最常用的办法是：让宝宝一边拉着小车玩具一边向后走，爸爸妈妈站在宝宝的背后给他指路，这是在训练宝宝的本体感觉。

人的感觉有80%来自视觉，本体感觉就是视觉以外的其他感觉，如位觉、运动觉、震动觉等。如果不用视觉，其他感觉也能帮助人完成自己想做的事情，但必须建立在熟练的基础上。如打字员不看键盘也能敲出正确的字、手风琴手不看琴键也能演奏出美妙的音乐、杂技演员不用看头顶上的盘子也能保持平衡等。

从小培养宝宝向后走，可以增强他的本体感觉，对宝宝将来的音乐、舞蹈、体育、艺术联想方面的发展有很大的促进作用。同时也有强健小脑的作用，对宝宝的智力开发也有一定的好处。

育儿小剧场

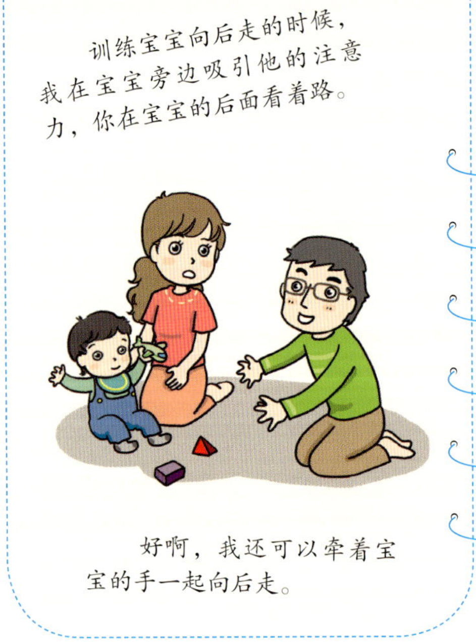
训练宝宝向后走的时候，我在宝宝旁边吸引他的注意力，你在宝宝的后面看着路。
好啊，我还可以牵着宝宝的手一起向后走。

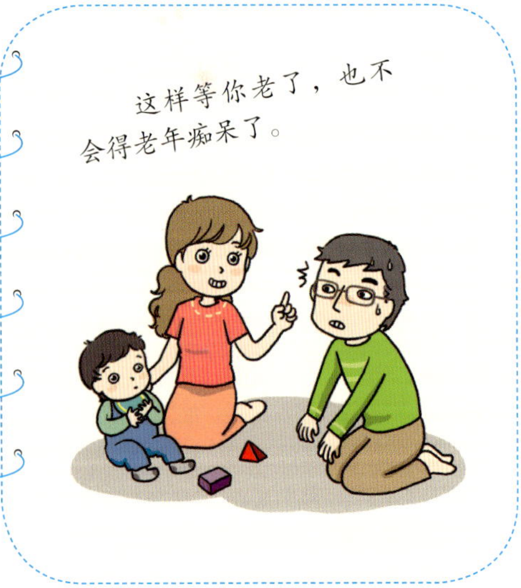
这样等你老了，也不会得老年痴呆了。

宝宝上楼梯时父母不要扶着

宝宝在13～18个月时，可以训练他上楼梯，让宝宝自己扶着扶手慢慢地向上走。上楼梯的时候会活动膝关节及手臂，同时保持身体的平衡，对宝宝来说是很好的训练。

上楼梯能够培养宝宝的耐心和意志力，宝宝在学习的时候，先抬一只脚，再迈另一条腿，看着长长的楼梯，必须走到平台才能休息一下，这促使宝宝学会坚持和忍耐，当走完楼梯时也会有前所未有的成就感。爸爸妈妈可以在旁边守护宝宝，但是不要伸手去扶他，一定要让宝宝独自完成。

怎样才能提高宝宝上楼梯的兴趣，有个很简单的办法，就是让宝宝玩滑梯。小滑梯只有几步台阶，并且两边都有扶手，宝宝都喜欢玩耍，当他爬上高高的楼梯，再从滑梯上一溜烟滑下去的时候，会高兴得乐不可支，把上楼梯的辛苦忘得一干二净。爸爸妈妈要学会充分调动宝宝上楼梯的积极性，用各种方式激励他。

宝宝不敢下楼梯该怎么办

俗话说，上山容易下山难，这与上下楼梯是一样的道理。宝宝学会上楼梯之后，应该对上楼不再害怕，但是下楼梯时看到的是又高又陡的楼梯，恐惧心理也一下子出来了。这个时候爸爸妈妈不用着急，可以一步一步来。

首先，可以让宝宝在最后一步台阶上练习，爸爸妈妈把宝宝抱在最后一级台阶上，让宝宝自己走下来，接着再往上移一步，直到宝宝能够走完每一级台阶。

在宝宝下楼梯的时候，可以先让宝宝用一只脚走，比如宝宝先迈出右腿，再抬左腿站在台阶上，接着再迈出右腿走下一步台阶。这样行走有助于宝宝身体保持重心，并能增强宝宝的安全感，直到熟练后再教宝宝两只脚交替走。

对于胆小的宝宝，爸爸妈妈可以先牵着宝宝的小手引导他下楼梯，熟练之后再放开手，让他扶把手或者墙壁。在宝宝下楼梯的时候，爸爸妈妈要站在台阶下面保护他，以免宝宝从楼梯上滚下来。

行走宜忌小贴士

● 1岁左右宝宝骨骼基本发育完全，可考虑让宝宝学走路。如果宝宝在走路的时候容易摔倒，可能是视力有问题、小脑发育不良或者缺钙，家长应就此询问医生。

● 平时可训练宝宝向后走，让宝宝一边拉着小车玩具一边向后走，爸爸妈妈站在宝宝的背后给他指路，还可以牵着宝宝的手一起向后走。

● 上楼梯时可以不扶宝宝，让宝宝慢慢上楼梯。下楼梯时如果宝宝看到又高又陡的楼梯很恐惧，爸爸妈妈不用着急，一步一步慢慢引导宝宝自己走下来。

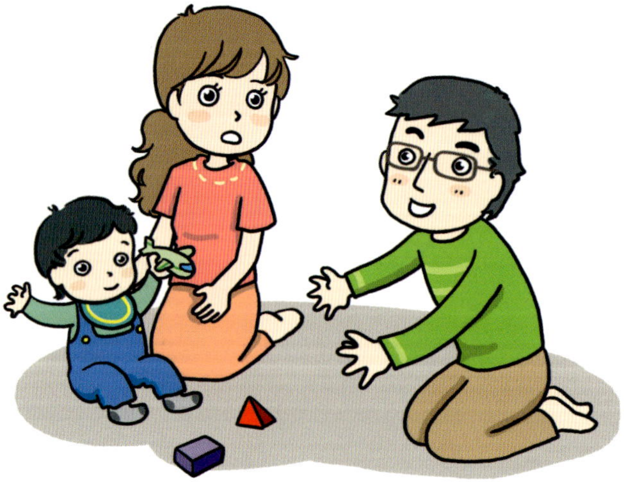

八、社交宜忌

宝宝也要有自己的“社交圈”

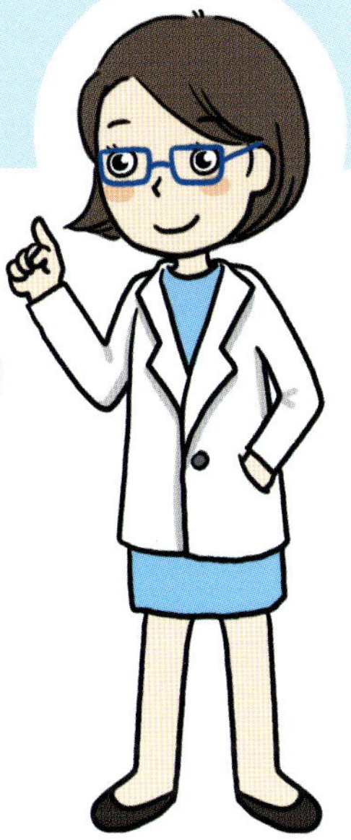

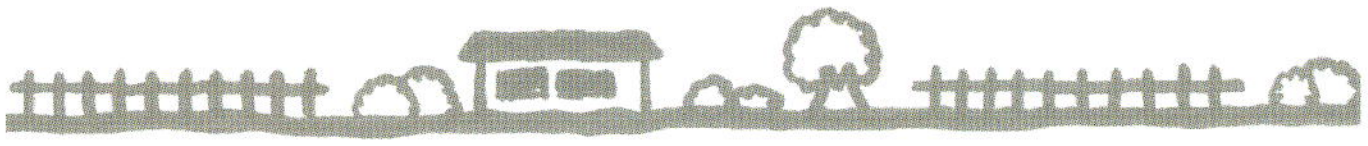

宝宝将来的工作能力及个性养成，与他从小的社交能力培养有很大的关系。不愿意交往，不敢交往，只能让宝宝的生活圈子变小，造成性格缺陷。爸爸妈妈要让宝宝从小学习与人交流，建立良好的人际关系。

每个人身上都有可取之处，只有在互相学习的过程中才会发现自己的不足与别人的优点。爸爸妈妈应当让1岁的宝宝多参与一些社会活动，增强社交能力，丰富生活阅历。在与人交往的时候，要注意培养宝宝有礼貌、守秩序的良好行为习惯。这样宝宝才会更受欢迎，培养出自信、自立的个性。

重视宝宝最初的社交行为

宝宝在学会走路后，不但活动范围扩大，自己的交流对象与范围也跟着扩大。以前可能只是跟爸爸、妈妈、爷爷、奶奶等亲人有较多的交流，现在宝宝需要逐渐接触一些陌生人。最容易进入宝宝视线并引起他兴趣的当然是同龄人，当宝宝跟爸爸妈妈一起上街、逛商店的时候，总是会对其他的同龄宝宝产生兴趣，最初有可能只是盯着他不说话，偶尔也会笑一笑，或者伸出手想摸一摸，这就是宝宝最初的社交行为。

当爸爸妈妈发现宝宝有这些行为时，应该为他感到高兴，要鼓励他继续，比如让宝宝走到同龄小孩的面前，互相打招呼、握手、交朋友。如果对方也很友好地回应，宝宝的心里就会产生极大的快乐，非常有助于建立自信心。如果爸爸妈妈也是乐观开朗的人，经常停下来和熟人、朋友打招呼，会对宝宝产生潜移默化的作用，让宝宝逐渐学会模仿爸爸妈妈交谈的动作、姿势，感受和小朋友之间相处的愉快心情。

怎样教宝宝称呼别人

宝宝的社交必然离不开开口打招呼和交谈，在鼓励和训练宝宝学会叫“妈妈、爸爸”之后，接着尝试叫家里的其他人，如爷爷、奶奶、阿姨。宝宝会自觉地把这些大人的称呼和长相进行联系，而不像遇到了小孩可以直呼他的名字。

爸爸妈妈在训练宝宝社交能力的时候，还要进行多方面能力的培养。在宝宝较小的时候可以给他看一些认知卡片，如画上大头像的“叔叔、阿姨、外公、外婆、姐姐、哥哥”等人物卡片。一边让宝宝认，还要一边讲解为什么这么叫，让宝宝熟悉如何通过一个人的年龄与外貌来分辨和称呼。刚开始的时候，爸爸妈妈可以直接引导宝宝，比如看见一个五六岁的女孩走过来，就告诉宝宝，快去叫姐姐好。

从小区的亲子乐园到幼儿园，宝宝接触的人愈多，学习能力愈强。要让宝宝学会在众人面前说话和表演，学会在接受别人赞扬的时候表示谢意。久而久之，宝宝的辨别能力与社交能力都会大大提高。

怎样教宝宝遵守秩序

当宝宝有了最初的社交行为时，要教会他学习礼貌用语、懂得谦让和友善待人。宝宝学会招呼人之后，爸爸妈妈还要教会他一些礼貌用语，如“谢

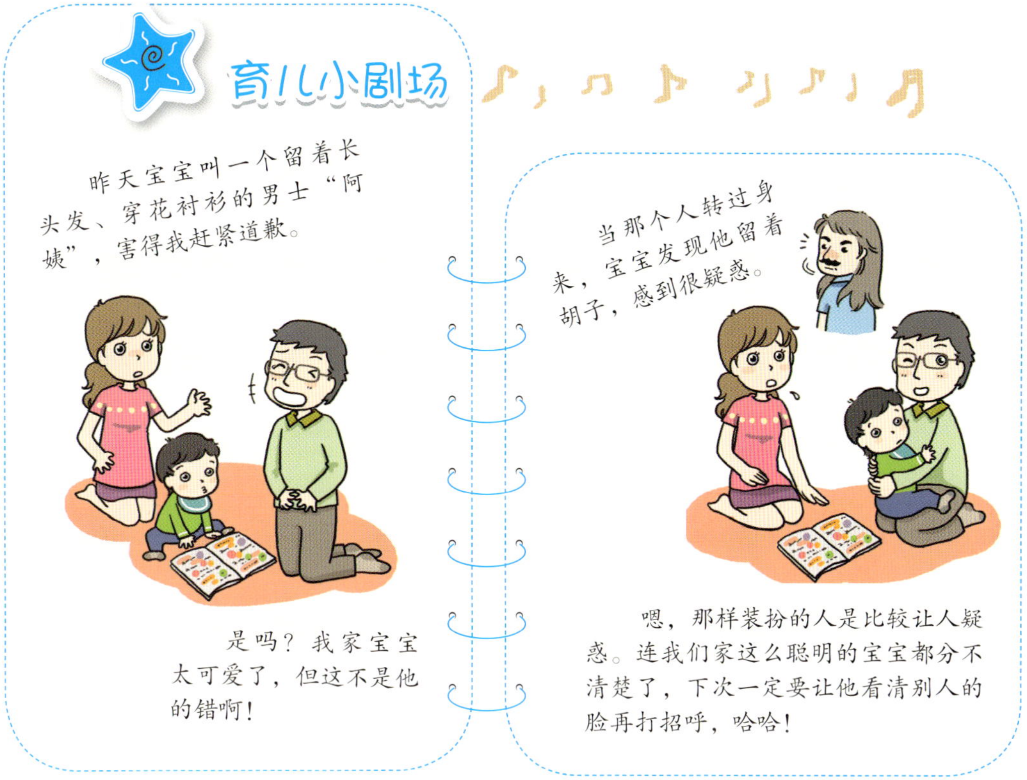
育儿小剧场
昨天宝宝叫一个留着长头发、穿花衬衫的男士“阿姨”，害得我赶紧道歉。
是吗？我家宝宝太可爱了，但这不是他的错啊！
当那个人转过身来，宝宝发现他留着胡子，感到很疑惑。
嗯，那样装扮的人是比较让人疑惑。连我们家这么聪明的宝宝都分不清楚了，下次一定要让他看清别人的脸再打招呼，哈哈！

谢你”“请”“对不起”等，还要让宝宝明白“先来后到”“以礼待人”等良好品德。

在游乐园玩溜滑梯的时候，如果滑梯旁边站了很多小朋友，爸爸妈妈就要告诉宝宝，要按照顺序一个一个来，不要抢，大家一起玩才最快乐。排队赶公交车的时候，也要告诉宝宝，只有大家都排队，上车的速度才最快，才会更快到家。在幼儿园里，老师也会让宝宝端坐在小座位上，再开始发放点心。这种方式爸爸妈妈也可以在家里练习，还可以让宝宝自己从房间里拿出玩具来玩，玩完之后再自己放回原处。

宝宝在幼儿园和其他孩子的相处过程中，会有很多需要遵守秩序的地方。让宝宝听话需要一定的技巧，这跟在家时父母的表现有很大关系。如果父母平时做事待人都很有耐心与修养，宝宝在这种环境中长大就非常有益处。

小叮咛

培养宝宝守规矩的方法

1.让宝宝有时间观念

每天起床、吃饭、睡觉的时候都告诉宝宝，现在几点了，现在该做什么。3岁左右时可以让宝宝练习认数字，看钟表，让他明白在什么时候该做什么事情。

2.让宝宝生活作息规律

爸爸妈妈的生活规律会带动宝宝的生活作息规律，每天的进餐、休息、睡觉时间都要形成规律，这样有助于宝宝身体健康成长，将来宝宝才会更好地规划自己的时间。

3.让宝宝学会收拾自己的房间和物品

要让宝宝养成随手收拾自己房间和玩具的好习惯，因为把房间收拾得干净整齐，不仅可以提高做事的效率，心情也会更加愉快。养成好习惯对宝宝将来的学习能力也有很大帮助。

社交宜忌小贴士

- 盯着小朋友不说话，时而笑一笑，或伸出手想去摸，这就是宝宝最初的社交行为。当发现宝宝有这些行为时，父母要鼓励宝宝继续，比如让宝宝与小朋友打招呼、握手、交朋友。
- 在宝宝较小的时候给他看一些认知卡片，如画上大头像的“叔叔、阿姨、外公、外婆、姐姐、哥哥”等人物卡片。一边让宝宝认，还要一边讲解为什么这么叫。
- 让宝宝学会在众人面前说话和表演，学会在接受别人赞扬的时候表示谢意，使用“谢谢你”“请”“对不起”等礼貌用语。
- 玩滑梯的时候，要告诉宝宝，要按照顺序一个一个来，不要抢，大家一起玩才最快乐。

九、保健宜忌

怎样预防能让宝宝少生病

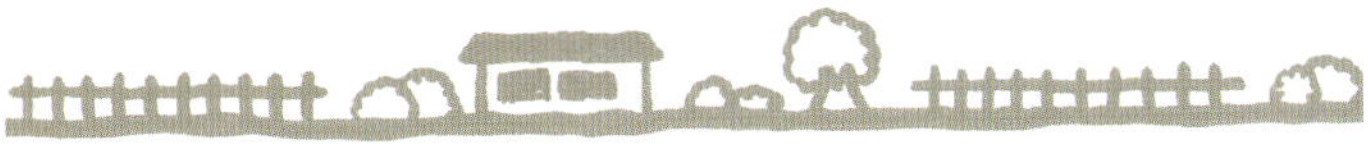

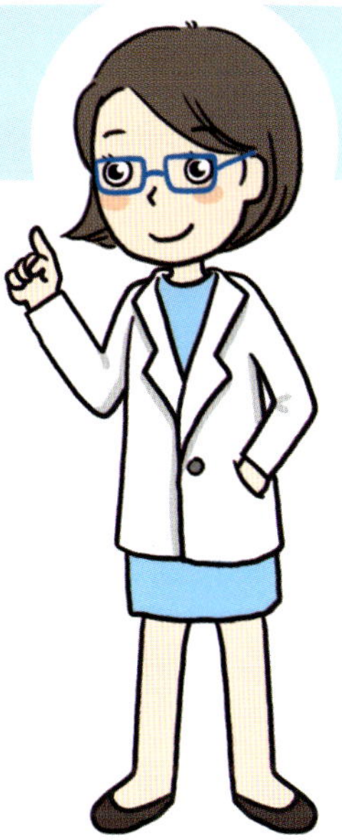

给宝宝全面的营养和适当的运动，才能保证其拥有健康的体质。宝宝的身体健康除来自先天的遗传，后天的训练和补给也同样重要，特别是在医疗技术发达的今天，很多疾病都可以在幼儿时期通过打疫苗而杜绝。

要宝宝身体健康，每一个环节都要做好。根据研究显示，喂母乳的宝宝比非母乳喂养的宝宝身体里有更多的免疫力，也更健康。爸爸妈妈的细心照料非常重要，宝宝的口腔、皮肤容易受到细菌的侵扰，各种流行性病毒都可能攻击宝宝的免疫力，接种疫苗和养成良好的生活习惯则可以杜绝这些问题的出现。

不可忽视的疫苗注射

宝宝在6个月～3岁这段时间内，由母体带给他的免疫力会逐渐减弱直至消失，所以这段时间一定要给宝宝接种疫苗。

1岁以上未患过水痘的宝宝接种水痘病毒疫苗，其安全性与免疫效果都很好。爸爸妈妈千万不要认为水痘和麻疹一样，得过一次就会终生免疫，其实水痘是一种带状袍疹病毒，会一直存在体内，应及早为宝宝注射比较好。

每年秋天的时候，6个月～3岁的宝宝需要注射流感疫苗，以安全度过流感季节。爸爸妈妈不要把B型嗜血流感杆菌疫苗和流感疫苗混淆，它们一个是预防脑膜炎、肺炎等疾病，一个是预防秋冬季节的流感，两者都需要注射。

还有一种疫苗叫麻风腮疫苗，接种后可以预防麻疹、风疹和腮腺炎三种疾病，接种疫苗应该在宝宝1岁半之后接种，第一次接种麻疹疫苗10～14个月后再接种，它的抗体可以持续保护宝宝11年以上。

爸爸妈妈应结合所在城市接种疫苗的要求，按时到附近的妇幼保健医院接种疫苗。

小叮咛

何种情况下宝宝不用打预防针

1. 宝宝打了预防针之后出现严重的过敏反应、无热痉挛、虚脱，甚至休克的现象时，不能再打第二次预防针，应及时询问医生。

2. 有神经系统疾病的宝宝不能打预防针，如有发作性癫痫的宝宝。但是像脑瘫这种稳定性神经系统疾病的宝宝还是可以打预防针的。

3. 罹患免疫性缺陷的宝宝，如艾滋病或由于药物治疗造成的免疫抑制症，不能为他注射疫苗。

口腔检查有多重要

宝宝的第一颗乳牙长出的时间平均是6个月。牙医认为，在宝宝的乳牙长出之前就要对牙龈进行清洁和按摩，帮助乳牙健康地长出。宝宝在1岁之后，食物开始多样化，糖分也开始增加，尤其要注意预防宝宝出现龋齿，定期帮宝宝做牙齿检查。

龋齿就是我们常说的蛀牙，主要是由牙菌斑引起，预防工作需要经常清洁牙齿。3岁之前的宝宝最好不要使用牙膏，爸爸妈妈可以用纱布沾水缠在手指上帮

育儿小剧场

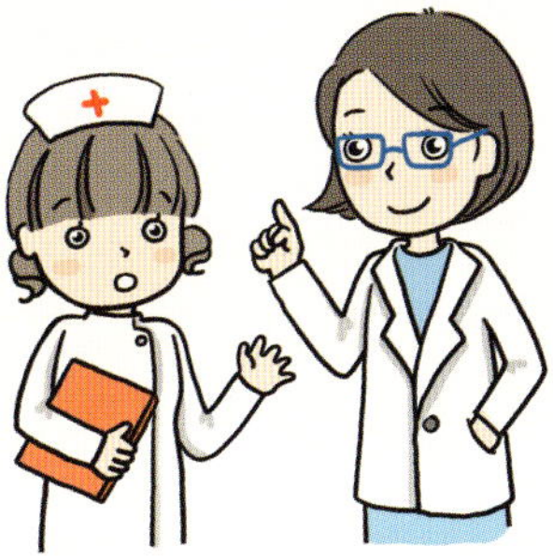

高医生，最近好多妈妈都带宝宝做牙齿检查，有的只刚刚长了一颗乳牙，就开始担心宝宝的牙齿健康状况了呢！

其实最佳的检查时间，是在宝宝长出第8～12颗牙齿的时候，这个时候也是宝宝罹患乳牙龋齿的高发时期。

哦，下次我就把这个信息告诉着急的妈妈们。

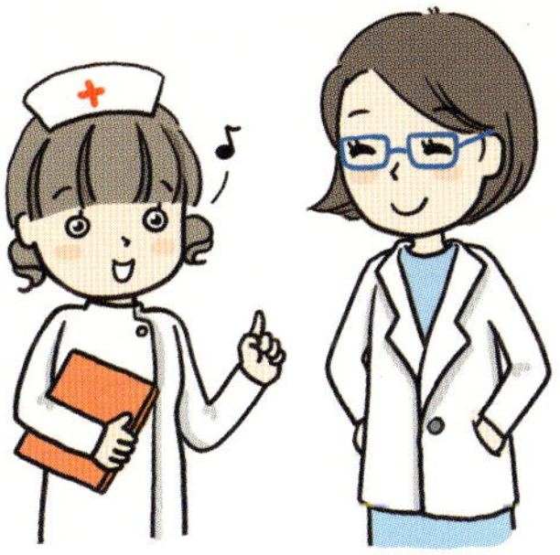

助宝宝清洁牙齿，或者购买指套牙刷。1岁半左右的宝宝还容易罹患口腔溃疡和牙龈炎，主要都是由于缺乏维生素造成的，应提供给宝宝充足的微量元素，一定要多吃水果和蔬菜。

宝宝出汗较多是病吗

除了正常的出汗，患有佝偻病的宝宝也容易多汗。佝偻病主要是由缺钙引起的，若宝宝时常感到烦躁、喜欢哭闹、不易入睡，头上出汗比较多，还伴有一定的骨骼畸形，就需要及时治疗，再进一步解决出汗多的问题。

到底是哪一种情况的多汗，爸爸妈妈可以通过以下几点来辨别：

1. 佝偻病一般是晚上睡后多汗，深睡之后比较少；结核病或其他慢性消耗性疾病会通宵多汗，也叫盗汗；空腹时多汗，一般是低血糖所造成的。

2. 多汗的同时出现枕秃、方额头等骨骼状况，一般是佝偻病；多汗造成食欲减退、形体消瘦等，有可能是结核病和其他慢性消耗性疾病；多汗伴随骨关节肿痛、心律增快等症状，有可能是风湿病。

不管宝宝是由于何种原因多汗，都要为他补充因多汗而流失的锌，让宝宝多补充含锌丰富的食物，如蛋类、肉类、豆类、花生等，还应该多到户外晒太阳吸收钙质。

保健宜忌小贴士

- 应结合所在城市接种疫苗的要求，按时带宝宝到附近妇幼保健院接种不同的疫苗。
- 对于出汗较多的宝宝，家长应观察其是否属于佝偻病、结核病或其他慢性疾病的前兆。
- 3岁之前宝宝最好不要使用牙膏，爸爸妈妈可以用纱布沾水缠在手指上帮助宝宝清洁牙齿，平时多给孩子吃水果和蔬菜。

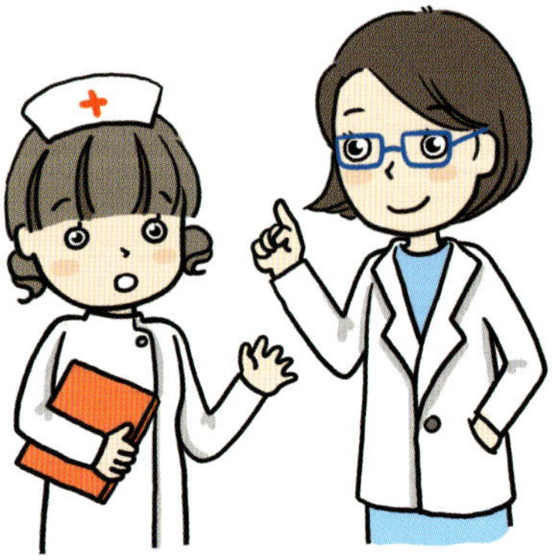

第二章

1岁半～2岁宝宝的育儿宜忌

1岁半之后的宝宝已经学会走路，活动量越来越大，饭量跟着增大，各种营养素的需求也越来越多。这个阶段应重点训练宝宝的语言能力、动手能力，还要让宝宝多锻炼身体、训练身体的协调能力等。

一、进餐宜忌

良好的进餐习惯这样养成

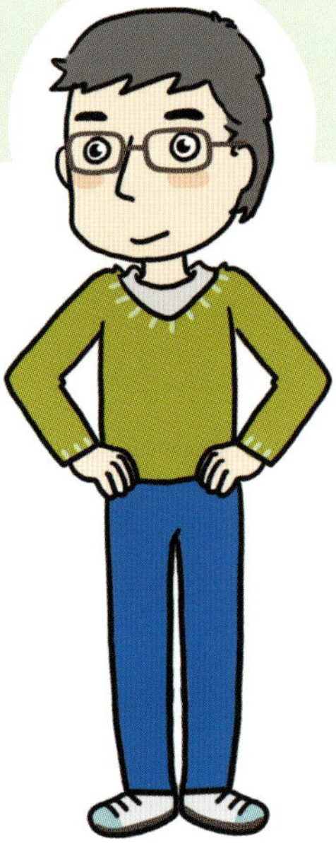

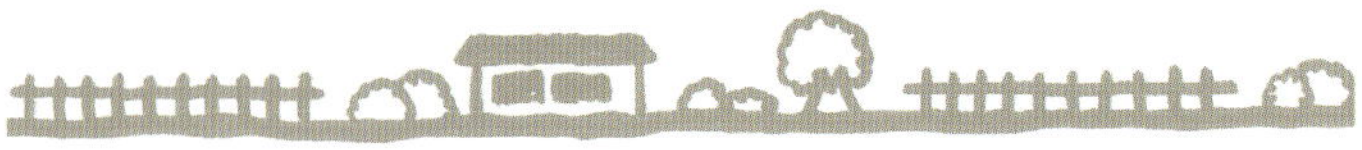

良好的进餐习惯不仅关系到食物营养是否均衡，肠胃是否健康，对宝宝生长发育也有很大的影响。一旦养成良好的进餐习惯，几乎终生都不会改变，如何教宝宝养成良好的进餐习惯是爸爸妈妈不可缺少的功课。

宝宝挑食是大多数爸爸妈妈感到头痛的问题，也和家庭进餐气氛联系十分紧密。每一样食物都有它独特的作用与营养。长期只偏爱某一些食物而拒绝其他食物对宝宝的成长十分不利。为了引起宝宝吃饭的兴趣，爸爸妈妈可以让宝宝观察菜肴从无到有的过程，在菜色与菜式上也要求新求异。到了适当的时机，培养宝宝自己动手吃饭的能力，刺激宝宝对吃饭的兴趣。

新手爸妈怎样应对宝宝挑食

1岁半～2岁是宝宝饮食习惯养成期，口味也开始有所偏重，有的喜欢吃甜的，有的喜欢吃咸的。吃甜食容易引起龋齿，而经常摄取盐分过重的食物容易在少年时期罹患高血压。爸爸妈妈在一开始为宝宝准备食物的时候，就应当把调味做得清淡一些。

很多宝宝都有挑食的坏毛病，这和家庭进餐的环境有很大的关系。为了让宝宝了解各种蔬菜的特点，在购买食物的时候可以让宝宝共同参与。当他看到各种形状、五颜六色的蔬菜时难免产生好奇，爸爸妈妈再及时地告诉宝宝它们的作用，例如吃苦瓜会感到清凉，西红柿酸酸甜甜的很好吃，茄子凉拌味道不错，黄瓜又香又脆。

各种维生素的功效和食物来源

维生素	主要作用	食物来源
维生素A	对眼睛、皮肤、头发、牙龈的发育有重要作用。增强呼吸器官对疾病的抵抗能力，加速生病后的恢复时间。	动物性食物：动物肝脏、肾脏、鱼肝油、牛肉、鸡肉等。植物性食物：柿子、杏仁、菠菜、胡萝卜、青豆等。
维生素B_1	能够刺激胃肠蠕动、加速食物排空，增加食欲。	坚果、花生酱、麦片、动物肾脏和心脏、家禽的瘦肉等。
维生素B_2	维护眼睛的视力、口腔及消化道黏膜的健康，促进新陈代谢、生长发育。	主要来自动物的肝脏，其次还有牛奶、黄豆、奶酪、小麦、酵母粉，也有煮熟的绿叶类青菜。
维生素C	加速红细胞生长，促进铁的吸收，维持牙齿、骨骼、肌肉的正常功能，增强孩子的抵抗力。	大量蔬菜和水果中都含有维生素C。绿叶蔬菜、酸枣、橘子、红枣、山楂、甜橙中的含量较高。蔬菜中维生素C含量最高的是柿子椒。
维生素D	能促进造骨材料——钙和磷的吸收，产生强壮的骨骼和牙齿。能够防止蛀牙和齿槽脓漏。	主要存在于鱼肝油、沙丁鱼、蛋黄、鸡肝、牛奶、乳制品中。
维生素E	能够抑制平滑肌细胞增殖，抑制血小板粘连和聚集。	主要存在于谷物种子的胚芽和绿叶蔬菜脂质中。植物油、葵花籽、榛子、杏仁、松子、地瓜是维生素E的主要来源。

宝宝不爱吃饭怎么办

宝宝不爱吃饭有很多原因，爸爸妈妈一定要找出原因之后再对症下药。有的宝宝是因为不会咀嚼食物，这个时候要静下心来，用面包条引导宝宝，为他慢慢示范咀嚼的动作，直到宝宝自己学会。

最常见的原因是缺锌，锌是唾液蛋白的主要成分，能够促进味觉的发育、增进食欲。由于宝宝挑食，缺少了锌的摄入，导致口腔黏膜细胞易脱落，阻塞舌头上的味蕾小孔。宝宝的味蕾感受不到食物的味道，食欲自然就下降了。有的宝宝是在生病之后不爱吃饭的，可能肠胃功能受到破坏还未恢复，这时候的食欲不振也是比较正常的，可以让宝宝吃一些清淡的食物，调整好肠胃再吃正常的食物。

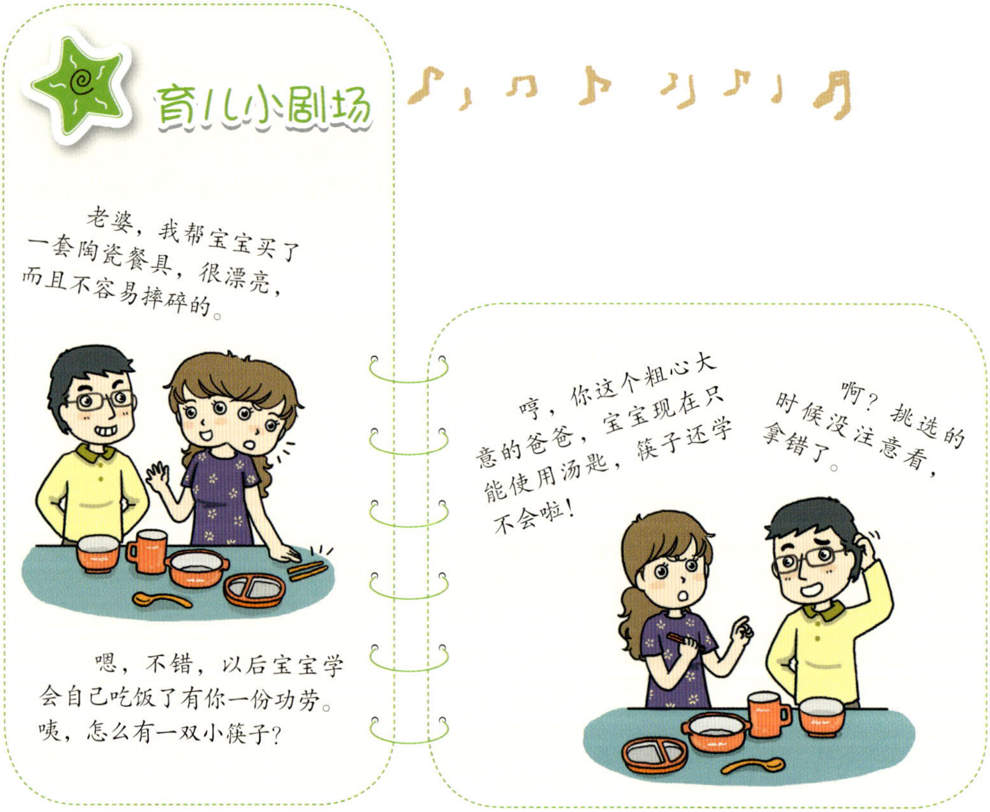
育儿小剧场
老婆，我帮宝宝买了一套陶瓷餐具，很漂亮，而且不容易摔碎的。
嗯，不错，以后宝宝学会自己吃饭了有你一份功劳。咦，怎么有一双小筷子？
哼，你这个粗心大意的爸爸，宝宝现在只能使用汤匙，筷子还学不会啦！
啊？挑选的时候没注意看，拿错了。

促进宝宝吃饭的方法还有很多，比如选购宝宝喜欢的餐具，增加宝宝的活动量。宝宝累了之后自然想吃东西，这时候对食物也不会太挑剔。良好的进餐环境也是不容忽视的，吃饭的时候要求宝宝专注精神，不能玩耍或者看电视，进餐保持一定的节奏，不能拖延。而吃饭时保持愉快的心情也很重要。

让宝宝自己学会吃饭

1岁半左右的宝宝开始有了自我服务意识，吃饭的时候也不例外。当妈妈发现宝宝有以下的行为就可以考虑训练宝宝自己吃饭：宝宝开始用手抓饭吃、会自己握着杯子喝水、会抢夺爸爸妈妈手上的汤匙，试图自己喂自己。

要让宝宝自己学习吃饭，有很多就餐前的准备工作要做，首先要让宝宝洗手并擦干，穿上围兜兜。女宝宝的长头发要束起，以免沾到饭菜。把宝宝放到自己的小餐桌上，就餐的碗和汤匙必须是不易摔碎的。

宝宝学习吃饭的过程中可能会碰掉汤匙、打翻小碗、弄得满脸满地都是米饭，但是爸爸妈妈一定要鼓励宝宝，增强宝宝自己动手的乐趣，不能中途放弃。1岁半之后的宝宝基本上可以吃大人的食物，但是做的时候还是要注意细、软、烂的烹饪原则。

进餐宜忌小贴士

- 吃甜食容易引起龋齿，摄取盐分过重影响一生健康，爸爸妈妈在一开始为宝宝准备食物的时候，调味应当尽量清淡。
- 找出宝宝不爱吃饭的原因之后对症下药，如宝宝不会咀嚼食物，可用面包条引导宝宝，慢慢示范咀嚼动作，直至宝宝学会；如宝宝缺锌，多补充含锌的食物；如宝宝生病后不爱吃饭，可让宝宝吃一些清淡食物，调整肠胃功能。
- 让宝宝自己学习吃饭，让宝宝洗手擦干，穿上围兜。宝宝学习吃饭过程中可能会拿掉汤匙、打翻小碗、弄得满脸都是米饭，但爸爸妈妈一定要鼓励宝宝，增强宝宝自己动手的乐趣，不能中途放弃。

二、日常宜忌

越早独立的宝宝越聪慧

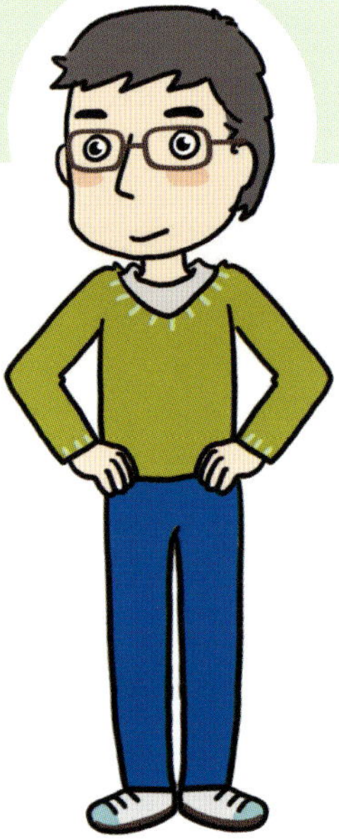

宝宝在1岁半之后逐渐有独立的意识，他会观察爸爸妈妈的行为并进行模仿，对自己的需求也有一定的意识。这个时段要抓紧对宝宝独立性的训练，帮助他养成独立自主的好习惯。

训练宝宝的独立性，从让宝宝自己穿衣服、收拾玩具、坐便盆开始。在爸爸妈妈的引导下，还可以让宝宝做一些简单的家务。对宝宝来说，这就是一种游戏。让宝宝在玩耍的同时又锻炼身体，还养成良好的习惯，增强独立性，何乐而不为。宝宝的独立性培养需要一家人通力协作，千万不要任何事都帮宝宝代劳，这样只会增加宝宝的依赖性，得不偿失。

教宝宝自己穿衣服

宝宝在2岁左右时可以训练其穿衣服的能力。宝宝要先认识钮扣和扣眼，再认识衣服的里面和外面。爸爸妈妈把宝宝的衣服平摊在床上，教宝宝学会认识扣子和扣眼。把扣子的一半放入扣眼里，让宝宝把扣子全部塞进去，或者取出扣眼。反复几次，宝宝就学会了扣钮扣。

再教宝宝认识衣服的里面和外面，掀开衣服的里层，告诉宝宝有线缝的是里面，有口袋或者图案的是外面；衣服上有口袋、钮扣，领口低的那一面是前面，应该穿在胸前。宝宝认清了这些就可以开始教他如何把手穿进衣袖里，向宝宝示范动作要领。开襟衣服和T恤、套头衫的穿法不一样，要逐一为宝宝讲解。

学会了穿衣服，穿裤子或者穿裙子就相对简单，只要分清楚前面和后面就可以了，练习的时候先让宝宝坐在床上或者椅子上，两只脚分别放进裤管或者裙口，再慢慢站起来整理好。这些过程多教导几次，宝宝就可以自己穿衣服了。

育儿小剧场

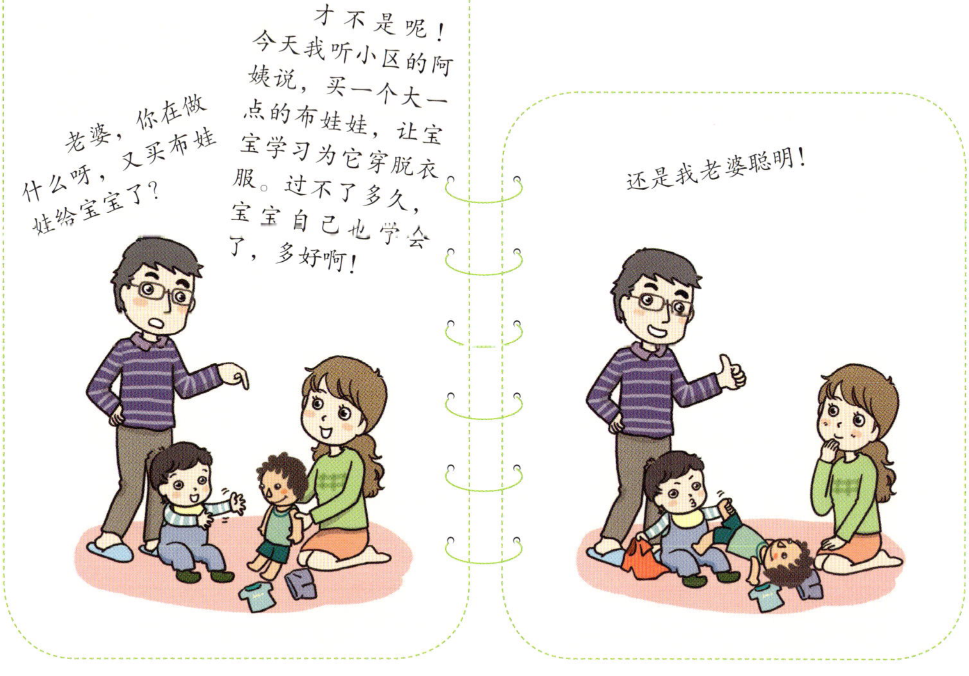
老婆，你在做什么呀，又买布娃娃给宝宝了？
才不是呢！今天我听小区的阿姨说，买一个大一点的布娃娃，让宝宝学习为它穿脱衣服。过不了多久，宝宝自己也学会了，多好啊！
还是我老婆聪明！

宝宝有时也想帮帮忙

1岁半～2岁的宝宝动手能力正在逐渐增强，平时看见爸爸妈妈在家里劳动也会模仿，适当的劳动可以增强宝宝肌肉活动的能力，对体能发展也有一定好处。当宝宝表现出愿意做一些家事时，应该鼓励他的这种行为。爸爸妈妈回到家，可以叫宝宝递拖鞋过来，拣菜的时候让宝宝递一下椅子，宝宝玩完玩具后让宝宝自己去收拾，这些活动都可以训练宝宝的身体协作能力，培养他从小爱劳动的好习惯，还可以适当减轻宝宝身体的负担，减去多余的脂肪，保持身体健康。

宝宝天生都有劳动的兴趣，有的宝宝特别不爱动手，这主要是由于娇生惯养造成的，任何事都帮宝宝做好了，特别不利于宝宝长大后的生活。针对那些没有劳动意识的宝宝，爸爸妈妈要及时改变观念，和家里的爷爷、奶奶等长辈一起，减少对宝宝的娇宠，力所能及的事情都尽量让宝宝自己完成。

教宝宝学会上厕所

1岁半～3岁就可以训练宝宝上厕所了，通常女孩比男孩更早学会使用便盆。宝宝是否适合使用便盆可以从以下方面判断：当爸爸妈妈按照往常的时间更换尿布，发现还是干的，意味着宝宝的膀胱能够大量地储存尿液。另外，宝宝能够发出要上厕所的讯息，告诉爸爸妈妈要尿尿、便便，能够自己穿脱裤子的时候，即是教宝宝入厕的成熟时机。

一开始，宝宝还不适应便盆，爸爸妈妈应把便盆放在洗手间马桶旁边，换尿布的时候让宝宝坐在便盆上熟悉一下。还可能宝宝会一阵想用便盆，一阵想用尿布，爸爸妈妈不要责备他，而要继续鼓励。

在选购便盆的时候要注意男女有别，男宝宝的便盆前面有一个挡板，避免宝宝尿尿的时候洒出来。坐便盆的时间不宜过长，也不能一边便便一边玩玩具或做其他事情，这样很容易让宝宝忘记自己正在做的事情，不利于养成正常的排便习惯。

小叮咛

如何帮宝宝选择便盆

1. 不要选择有玩具、能放音乐的便盆，这样容易转移宝宝的注意力，把便盆当做玩具而不是排便的工具。

2. 如果宝宝已经穿连裆裤了，就不能选择骑式马桶那样的便盆，这样不方便宝宝脱下裤子再骑上去。

3. 有靠背的便盆是许多家长的选择，它的造型和家里的马桶差不多，有靠背可以让宝宝的背有所依靠，上厕所的时候不会太累。

日常宜忌小贴士

- 2岁左右可训练宝宝自己穿衣服，让宝宝认识钮扣和扣眼，再认识衣服的里面和外面。爸爸妈妈亲自示范，逐一讲解教宝宝自己穿衣。
- 1岁半～2岁的宝宝动手能力增强，平时看见爸爸妈妈在家里劳动也会学习模仿。当宝宝表现出做家务的意愿时，应鼓励他的这种行为。如爸爸妈妈回到家，可以叫宝宝递拖鞋过来；拣菜的时候，让宝宝递一下椅子。这样可以让宝宝从小养成爱劳动的好习惯。
- 1岁半～3岁就可以训练宝宝上厕所，通常女孩比男孩更早学会使用便盆。当宝宝不适应便盆时，应把便盆放在洗手间马桶旁边，鼓励宝宝自己排便。不要选择有玩具、能放音乐的便盆，有靠背的便盆造型和家里的马桶差不多，可以让宝宝的背有所依靠，上厕所的时候不会太累。

三、保健宜忌

关注宝宝的口腔与睡眠

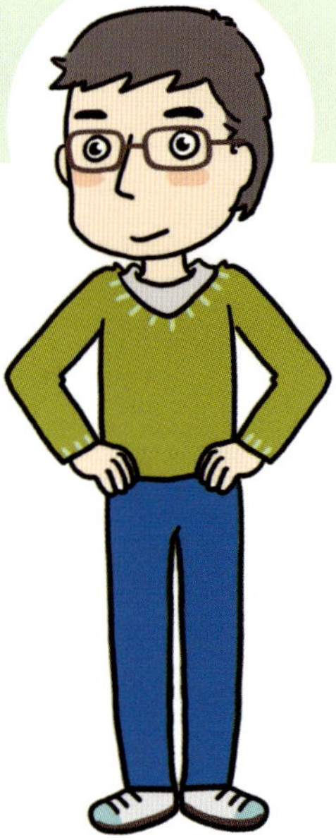

宝宝自出生以来到上幼儿园之前，日常生活都由爸爸妈妈或家中亲人全天候照料，无微不至的照顾能让宝宝感受到家庭的温暖，身心健康，茁壮快乐地长大。

宝宝的成长过程中会出现许多小癖好和坏习惯，如不爱刷牙、爱吃甜食、喜欢吃手指等，这些都需要父母实时纠正和引导。在宝宝的感知能力和表达能力还不强的时候，需要爸爸妈妈细心观察才能及时发现问题。只有解决生活中的每一个小问题，才是合格的父母，也才能教育出健康快乐的宝宝。

帮宝宝做好口腔清洁保健

1岁半～2岁的宝宝乳牙已经长出，口腔的温度、湿度和食物残渣特别容易滋生细菌，引起口腔炎症和溃疡，爸爸妈妈要特别注意宝宝出现龋齿。除了用纱布沾淡盐水为宝宝擦牙齿之外，每天吃完饭，喝完饮料之后也要让宝宝漱口。漱口的步骤是先让宝宝把清水含在口中，然后闭上嘴巴，再鼓动腮帮子，带动着水在口腔里运动，最后吐出来。爸爸妈妈先示范几次，再让宝宝试着做，要避免宝宝把水吞进肚子里。

小叮咛

应注意幼儿早期的口腔问题

1. 奶瓶性龋齿

很多宝宝有睡前喝牛奶的习惯，一边躺在床上一边喝牛奶很容易让口腔感染细菌，形成奶瓶性龋齿。奶瓶性龋齿最开始发生在上颚前门牙，产生龋齿窝洞。爸爸妈妈不要让宝宝睡前喝牛奶，并且要清洁完口腔再睡觉。

2. 脱钙现象

宝宝出现龋齿之后，上颚前门牙与嘴唇接触的齿面会先出现白斑，这就是脱钙现象。白斑会接着变成窝洞，窝洞会因为食物的色素被染成棕黑色的外观，这是最常见的蛀牙外观。

3. 牙冠断裂

如果宝宝的牙齿继续恶化，可能发生牙冠断裂，让牙髓神经受到感染，这时候宝宝会感到非常疼痛，必须立即看牙医。

要宝宝时刻保持牙齿的健康，爸爸妈妈要定期到牙医处检查宝宝的牙齿，为宝宝建立护牙观念，在牙医的指导下看是否可以使用牙刷和牙膏清洁牙齿。宝宝牙齿生长得好坏不仅关系到面部的美观，更直接影响生长发育。因此，做好宝宝出牙前后的家庭护理极为关键。在宝宝的食物方面也要注意控制糖分的摄入，含糖食物是宝宝龋齿的重要原因。

吸吮手指是个坏习惯

宝宝吸吮手指主要是由吸吮妈妈乳头和奶嘴的动作演化而来的。有时候妈妈喂奶的方法不正确或速度过快，没有满足宝宝吸吮的欲望，宝宝就会吸手指来满足自己。当爸爸妈妈工作忙碌而忽略与宝宝交流时，宝宝也会以玩弄手指来解闷。

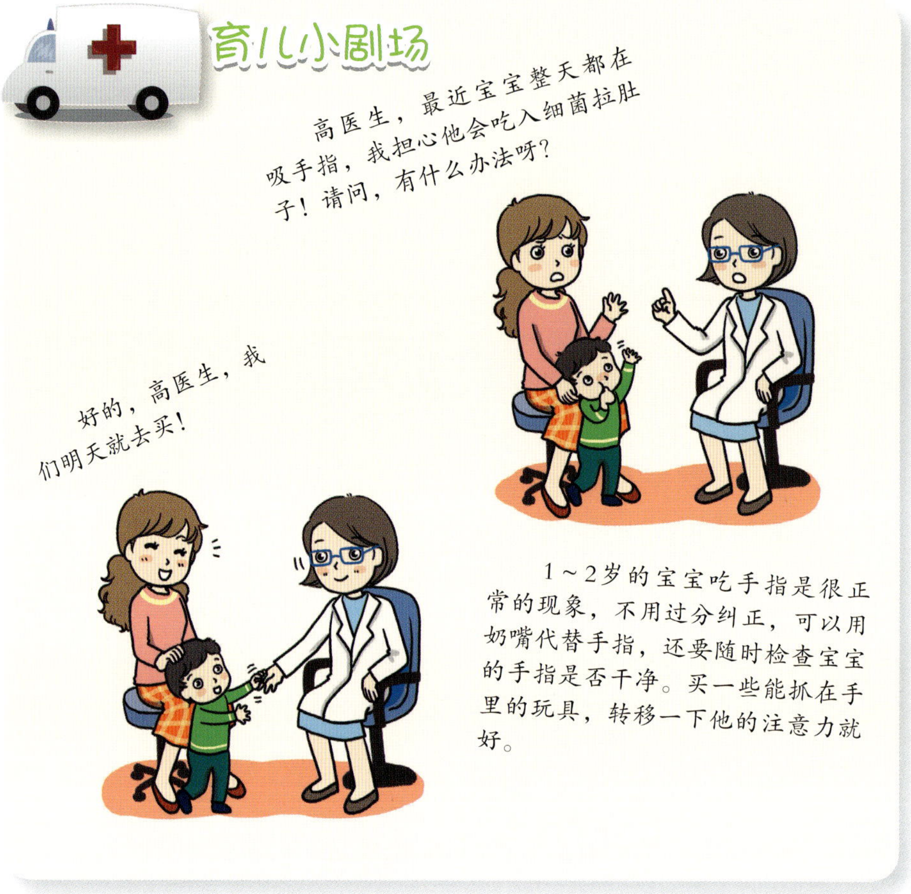

1岁半以上的宝宝已经有了一定的理解能力，爸爸妈妈可以告诉宝宝手指里含有细菌、脏东西，会吃坏肚子。如果宝宝仍旧痴迷，应该找一些能够锻炼宝宝手指的游戏来玩，如挽毛线团、指套玩偶等，让宝宝知道手指的其他用途。

宝宝在3岁之前吸吮手指都是比较正常的现象，他最先是通过嘴来认识这个世界的，对于大脑还没有完全发育的宝宝来说，手指只是一个外在的东西，而不是自己身体的一部分。宝宝常会用嘴来吃手、咬玩具，甚至桌子、椅子，这都是宝宝向外探索的信号。从某种程度上说，这也是宝宝智慧的启蒙，所以爸爸妈妈不必过分担心这个问题。

睡眠好习惯如何养成

睡眠不但可以恢复精神和体力，还能有助于宝宝脑细胞的发育，促进智力发展，帮助宝宝生长。促使宝宝长大的生长激素会在熟睡后大量产生，因此宝宝的睡眠时间和习惯关系着宝宝的身体健康与成长。

睡眠和醒着时一样，都是依赖大脑皮质和皮质下神经活动来调节的生理过程，睡眠时深睡眠与浅睡眠相互交替，一般每2～3个小时交替一次，每晚会有约3～4个深浅睡眠交替周期。宝宝可能会在深浅睡眠交替过程中出现轻微哭吵、躁动等不安的现象，有的宝宝还会在睡梦中惊醒。那么，怎样才能让宝宝安然入睡呢?

在通常情况下，1岁半～2岁的宝宝每天需要睡眠13个小时，一般是晚上睡眠11～12个小时，下午睡眠1～2个小时。要让宝宝安然入睡，应在睡前一小时就做好准备工作，如给宝宝洗漱、脱衣服上床、哼唱摇篮曲、把宝宝的玩偶放在他身边等，宝宝熟悉了这些动作之后，也会变成以后睡觉时的条件反射。初次训练宝宝睡觉的时候可以不用关门，让宝宝在床上隐约地听到爸爸妈妈的声音，产生安全感，以便更好地入睡。

宝宝睡觉时打鼾怎么处理

一般来说，引起宝宝打鼾的主要原因有慢性鼻炎、鼻窦炎、扁桃腺肥大、腺样体肥大、鼻子、颌面部畸形以及肥胖等，其中最常见的是腺样体肥大、扁桃腺肥大。如果宝宝出现上呼吸道感染，腺样体会发炎增大，鼻咽部通气受阻，引起打鼾。

除了上述原因，还有可能是宝宝的奶块淤积、睡姿不好和身体肥胖造成打鼾。宝宝喝完奶后，要把他抱起来轻轻拍背部，还可以往鼻腔里滴一两滴生理食盐水，稀释奶块。有时候宝宝睡姿不好，舌头过度后缩阻挡了呼吸通道也会导致打鼾，让宝宝侧着睡会减轻症状。肥胖宝宝的呼吸道周围会被脂肪填塞，引起打鼾，在进行安全健康的减肥之后情况应该会有所好转。

宝宝因为打鼾会导致长时间呼吸不顺畅，身体慢性缺氧，影响发育。如果爸爸妈妈发现，宝宝在白天玩耍时也会出现张口呼吸、鼻子堵塞的情况，就应该及时去医院做治疗。为了预防，爸爸妈妈平时要多注意增强宝宝的体质，减少上呼吸道感染的几率，多带宝宝出去晒太阳，呼吸新鲜空气。

保健宜忌小贴士

- 注意宝宝的牙齿保健：喝完饮料后要让宝宝漱口，爸爸妈妈先示范几次漱口，避免宝宝把水吞进肚子里；在宝宝的饮食方面注意控制糖分摄入；预防奶瓶性龋齿、牙齿脱钙、牙冠断裂。
- 1岁半以上的宝宝已经有理解能力，爸爸妈妈可以告诉宝宝手指里含有细菌、脏东西，会吃坏肚子，找一些能够锻炼宝宝手指的游戏来玩，如挽毛线团、指套玩偶等，让宝宝知道手指的用途，不再吸吮手指。宝宝在3岁前吸吮手指都是正常现象。
- 1岁半～2岁的宝宝每天需要睡眠13个小时，一般是晚上睡眠11～12个小时，下午睡眠1～2个小时。想让宝宝安然入睡，在睡前一小时就要做好准备工作，如给宝宝洗漱、脱衣服上床、哼唱摇篮曲、把宝宝的玩偶放在他身边等，宝宝熟悉这些动作后，以后睡觉会形成条件反射。

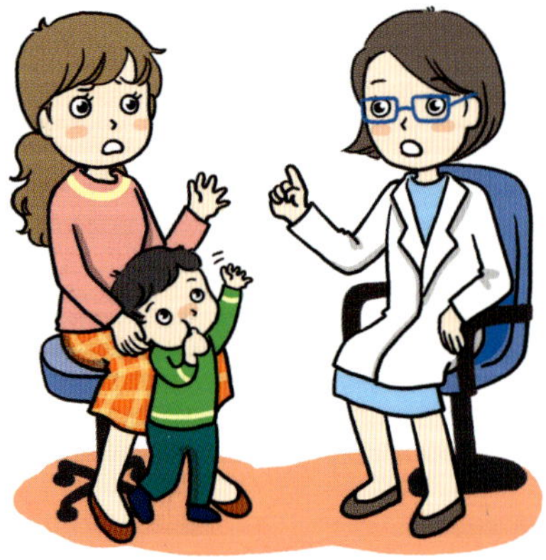

四、语言宜忌

重视宝宝语言能力的开发

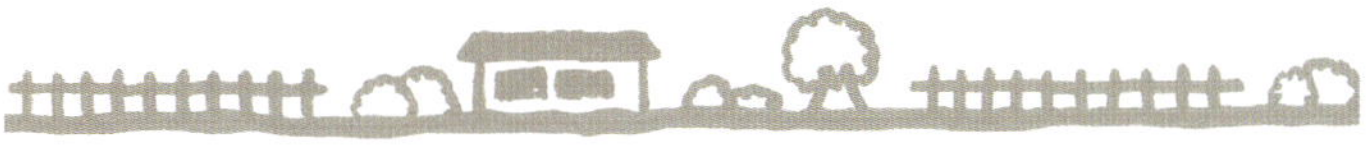

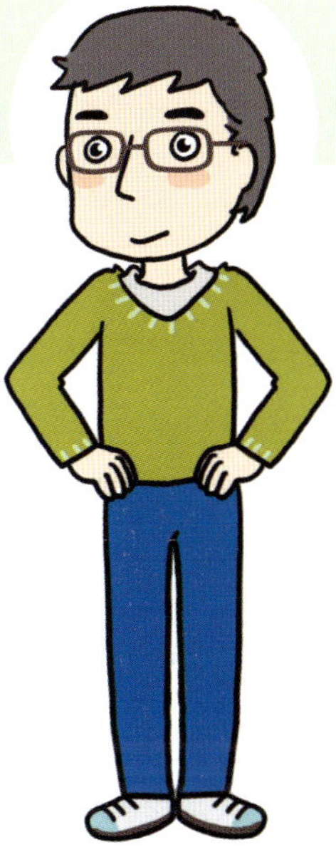

1岁半～2岁的宝宝基本上都已经开口说话，最开始只能讲一些与吃和玩有关的字词，要让宝宝接触更多的词汇就要有意识地拓展宝宝的认知范围，从书本上或者身边环境中学习都可以做到。

宝宝说话的早晚因人而异，不用过于强求，语言发育缓慢并不代表智力低下。不说话的孩子也并不代表不会说，有可能是不想说，这和性格也有关系。只有在良好的语言氛围和愉快的生活场景中，才能更容易激起宝宝说话的欲望。激发宝宝说话的欲望需要多和他交流、谈心，和周围孩子说话也能刺激宝宝的听觉。宝宝学会简单的日常表达之后，就可以学习一些简单的数字和中文。

宝宝1岁半还不会说话怎么办

宝宝在1岁左右刚刚学会了走路，注意力主要集中在保持身体平衡上，语言的发育会相对放缓。当宝宝到1岁半，累积起来的“听”的讯息会愈来愈多，一般在18～20个月的时候突然开口说话，而且一开始都是模仿大人的发音，并没有特定的意义。

宝宝的语言发育能力因人而异，和走路一样，有的宝宝走得很早，有的会晚一些，1岁半的宝宝不会说话也属于比较正常的现象，爸爸妈妈在排除了宝宝罹患其他疾病的可能后，不用太过担心。

培养宝宝说话的意识，是从营造良好的语言环境开始的，从宝宝生下来那一刻起，爸爸妈妈就有很多话想对宝宝说，这时不妨全都说出来，表扬他、亲近他、教育他的话都可以慢慢地告诉宝宝，不用管他是否能够听懂。时常听爸爸妈妈说话会建立孩子的安全感、促进心理健康。当宝宝有了模仿大人发音意愿的时候，自然就会开口学说话了。

教宝宝说话不可过于心急

怎样正确又有效地教宝宝说话，以下几点可以掌握：

1. 吸引宝宝的注意力

让宝宝的注意力集中在某件物品上，再教宝宝发音，这样效果会比较明显。如拿着宝宝的玩具说“鸭”，熟悉之后再说“小鸭”。每当宝宝要这个玩具时，爸爸妈妈都可以发问“宝宝要什么呀”，鼓励他自己发音。

2. 不断地重复学习

重复是针对幼儿最常见的教育方式之一，宝宝能够感受到重复的乐趣，进而加深印象。睡前的童谣是刺激宝宝语言发育的好帮手，不断押韵、重复的句子能够培养宝宝的语感。

3. 完善宝宝的表达

宝宝最初对吃的和玩的东西感兴趣，当爸爸妈妈告诉他手里拿的是苹果或者小鸭的时候，还可以加上其他一些动词，如“这是苹果，宝宝想不想吃”，并且示范“吃”的动作。

4. 固定的学习时间

爸爸妈妈可以根据自己的情况，每天腾出固定的时间来安排宝宝的语言学

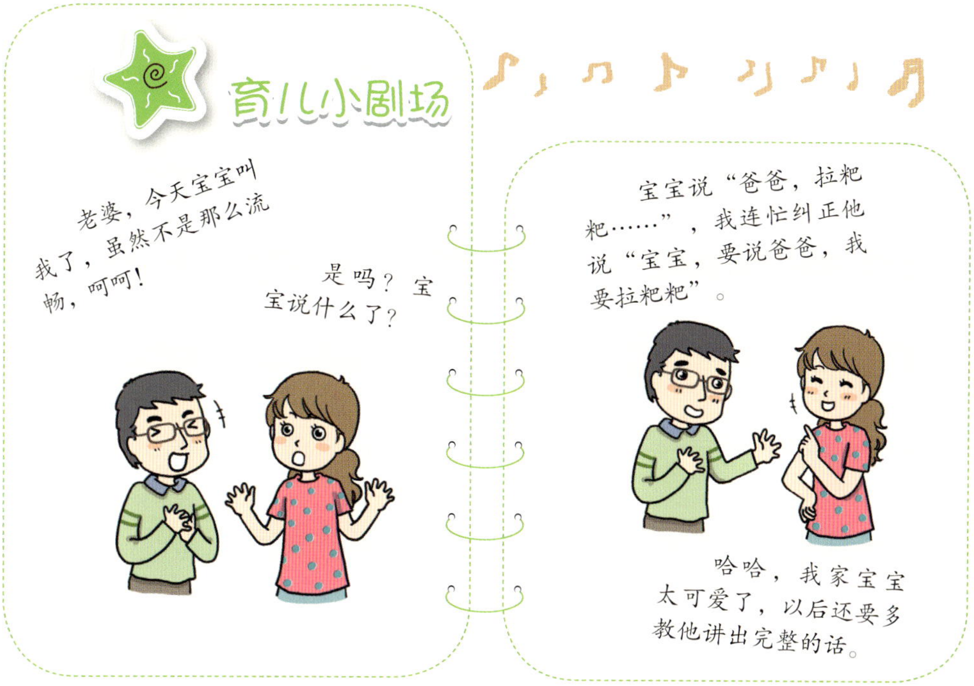
育儿小剧场
老婆，今天宝宝叫我了，虽然不是那么流畅，呵呵！
是吗？宝宝说什么了？
宝宝说“爸爸，拉粑粑……”，我连忙纠正他说“宝宝，要说爸爸，我要拉粑粑”。
哈哈，我家宝宝太可爱了，以后还要多教他讲出完整的话。

习。为宝宝准备一些帮助认知和听说训练的图书，如认知卡片、有声童谣书、有简单发音的卡通影片等。

不能让宝宝听方言吗

宝宝学习说话，最重要的是培养语言的环境。学习闽南语、客家语还是国语并不是最关键的问题，宝宝最需要的是有人跟他说话和交流。

不要害怕宝宝学会了方言，将来很难学习普通话，或者担心宝宝的方言将来会受到其他孩子的排斥和嘲笑。如果宝宝真正掌握了语言的特点和发音的技巧，即使学会了方言也不影响普通话和外语的学习。如果不是，则可能连方言也学得不深入。

为了刺激宝宝的语言发育，有心的爸爸妈妈会让宝宝适当地听外语发音，增强听力。根据调查显示，宝宝在听到每一种不同的语言时，都会在大脑里储存关于它们的信息，储存得越多，对语言的领会就越多。但爸爸妈妈不要因此就一下子教给宝宝太多语言，一定要视宝宝的具体情况而定，不能操之过急。

怎样教宝宝认识中文和数字

宝宝对汉字和数字的学习来自于日常生活，爸爸妈妈可以为宝宝买一些故事绘本，或者是关于认识数字的趣味故事。

认识汉字要从简单的笔画学起，也要考虑让宝宝从最熟悉的事物上学习，还可以用专门的认字卡片来教宝宝认读。一般宝宝最熟悉的就是身边的事物，如米饭、苹果、汤匙等，爸爸妈妈可以一边展示这些物品，一边给宝宝看字卡，这时宝宝顶多会发音，对于字的写法还不能理解，而且对字的认识也是基于对图画的认识。如果单独给宝宝看字，宝宝也是不能理解的。

对数字的认识会相对简单，注意引导宝宝发现生活中的数字，如钟表、日历、数数玩具上的数字等。吃饭和玩耍的时候也可以教宝宝认数，给他一粒四季豆，说这是“1”，两粒就变成了“2”，以此类推，让宝宝在游戏中学习。

小叮咛

如何教宝宝认知数字

教宝宝认识数字，不仅要让宝宝认识数字的写法，还要让宝宝知道数字量的变化，可以结合一些教具来帮助宝宝认知。

1. 首先可以教宝宝认识0～9，用数棒来教学。“1”的量是1厘米的小棒，“2”是2厘米的小棒，以此类推，让宝宝明白小棒愈长，数字愈大。

2. 用数箱来教学。有0～9一共10个数箱，让宝宝尝试把小棒或者其他小物品放进相应的数箱里，这种小游戏会使宝宝了解数愈大，量愈大。

3. 还有一种像珠算盘的玩具，细柱上分别穿着1～9个珠子，排列站在同一个水平线上，教宝宝认读这些数字，并且说明相邻两个之间的关系，宝宝很容易就能理解1～9是逐渐递增的。

语言宜忌小贴士

- 让宝宝的注意力集中在某件物品上，再教宝宝发音，效果会比较明显。如拿着宝宝的玩具说“鸭”，熟悉之后再说“小鸭”。每当宝宝要这个玩具时，爸爸妈妈可以向宝宝发问“宝宝要什么呀”，鼓励宝宝自己发音。
- 重复是对幼儿最常见的教育方式之一，睡前的童谣是刺激宝宝语言发育的好帮手，不断押韵、重复的句子能够培养宝宝的语感。
- 宝宝最初只对吃的和玩的感兴趣，当爸爸妈妈告诉他手里拿的是苹果或者小鸭的时候，可以加上其他一些动词，如“这是苹果，宝宝想不想吃”，并且示范“吃”的动作。
- 为宝宝准备一些帮助认知和听说训练的图书，如认知卡片、有声童谣书等。
- 认识汉字要从简单的笔画学起，可以用专门的认字卡片来教宝宝认读。对数字的认识会相对简单，注意引导宝宝发现生活中的数字，如钟表、日历、数数玩具上的数字等。

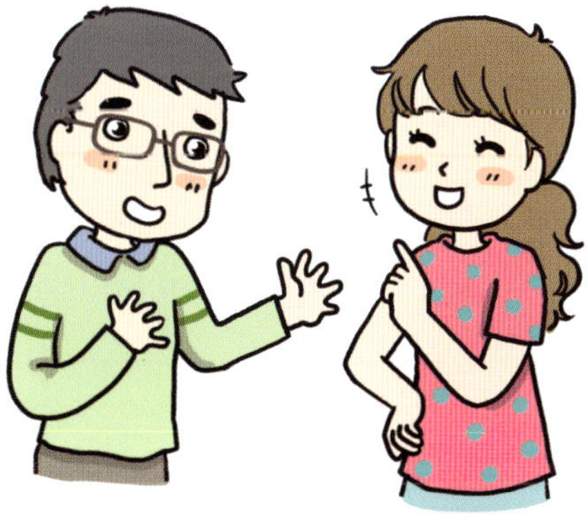

五、认知宜忌

全方位提高宝宝的认知能力

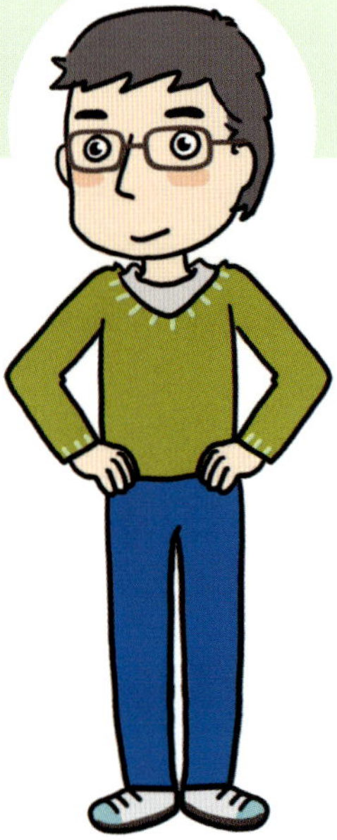

1岁半～2岁的宝宝对周边的生活环境已经比较熟悉，通过看、听、触摸、品尝等方式对这一切也有了模糊的认识。这个阶段需要进一步加强认识，让宝宝了解事物的基础构成。

宝宝周围的世界丰富多彩，由不同的色彩和形状组成。宝宝的活动空间也在不断地变化，爸爸妈妈要教会宝宝认识空间的含义，感受空间的存在。宝宝的活动量增加了，对方位也要有一定的认识，以便养成空间立体思维。从认识世界到认识自己，宝宝的认知能力在不断地增强，智力水平也不断提高。

这样教宝宝分辨形状和颜色

宝宝的感觉认知需要不断地观察、触摸和动手操作才能完成，让宝宝认识简单的形状和颜色需要一些技巧，爸爸妈妈掌握这些技巧，可以很快帮助宝宝认识简单的颜色和形状。

1. 感受颜色浓度

准备一些透明的水杯和颜料，把颜料滴进水杯里，再用笔蘸水涂在纸上，让宝宝感受颜色浓度的变化。

2. 玩七巧板

七巧板是由一些简单的颜色和形状构成的，和宝宝一起玩七巧板，能够加深他对形状和颜色的理解。

3. 拼图游戏

拼图块一般都是由固定的形状组成的，主要是训练宝宝的观察力和记忆力。选择由简单的色块组成的图案拼图，有助于宝宝加深对颜色和形状的认识。

4. 玩橡皮泥

橡皮泥不但色彩丰富，而且可塑性强，对发挥宝宝的创造力提供了广阔的空间。玩耍时的揉、捏、搓等动作也充分锻炼了宝宝手指的灵活性。

5. 手绘图形

爸爸妈妈可以握着宝宝的手教他画出圆形、三角形、长方形等图形，还可以通过选择彩色蜡笔或者铅笔教宝宝认识颜色。

怎样教宝宝认识空间和方位

教宝宝认识空间最好的办法是让他身临其境，比如每次回家的时候，让宝宝先进门，然后爸爸妈妈站在门外面告诉宝宝："宝宝，你在门里面，我们在门外面。"还可以交换位置再说一遍，让宝宝逐渐有空间的意识。

宝宝最容易理解的方位应该是"上下"和"左右"。妈妈在家里收拾东西时，可以让宝宝玩卧室的门柜。门柜都是由3～5个抽屉组成的，宝宝一边拉抽屉玩，妈妈一边让他拉上面的，拉下面的，会增强宝宝的"上和下"意识。

小叮咛

什么是空间敏感期

空间敏感期是指宝宝开始意识到空间的存在，不再是从前的平面视觉，当他发现这一点时就会不断去探索、发现，做出一些让爸爸妈妈意外或者担忧的举动。当宝宝有了以下举动的时候，他大概就是进入了空间敏感期：

1. 喜欢攀爬沙发、柜子，遥望窗外，感受不同的高度带来的不同视角效果。

2. 喜欢观察能弹回、滚动的物体，比如弹珠、网球、小皮球等等，当看到它们被撞击后弹回时感到好奇，会研究它们的路径。

3. 喜欢往下跳。宝宝有时候会从台阶上跳下去，或者在不平的鹅卵石上走路。这也是宝宝感知空间的方式之一。

4. 喜欢玩能塞进和拉出的玩具，市面上有一种由立体形状穿插组合而成的益智玩具，一般来讲，宝宝对此十分感兴趣，而且爱不释手。

5. 喜欢垒高。宝宝时常会把家里的沙发靠垫一个个垒起来，然后把自己围在里面。

6. 喜欢钻到桌子底下或者爬进大纸箱里，感受自己独立的空间。

"左和右"的认识从教宝宝认识自己的左手和右手开始，开始的时候需要爸爸妈妈不断地重复，教宝宝哪边是左，哪边是右，并且要随时考查。当宝宝牢记左右手之后，每当需要辨别左右方向的时候都叫宝宝伸出两只手，然后问他是在他左手的方向还是右手的方向。"前和后"的认识最好是在玩火车游戏时教宝宝，在家里或者幼儿园的一列小椅子上，分别坐着不同的人，告诉宝宝哪个在前面，哪个在后面。

不能忽视宝宝的自我认识

2岁左右的宝宝已逐渐有了自我意识，当他能够说出"我"要做什么、吃什么

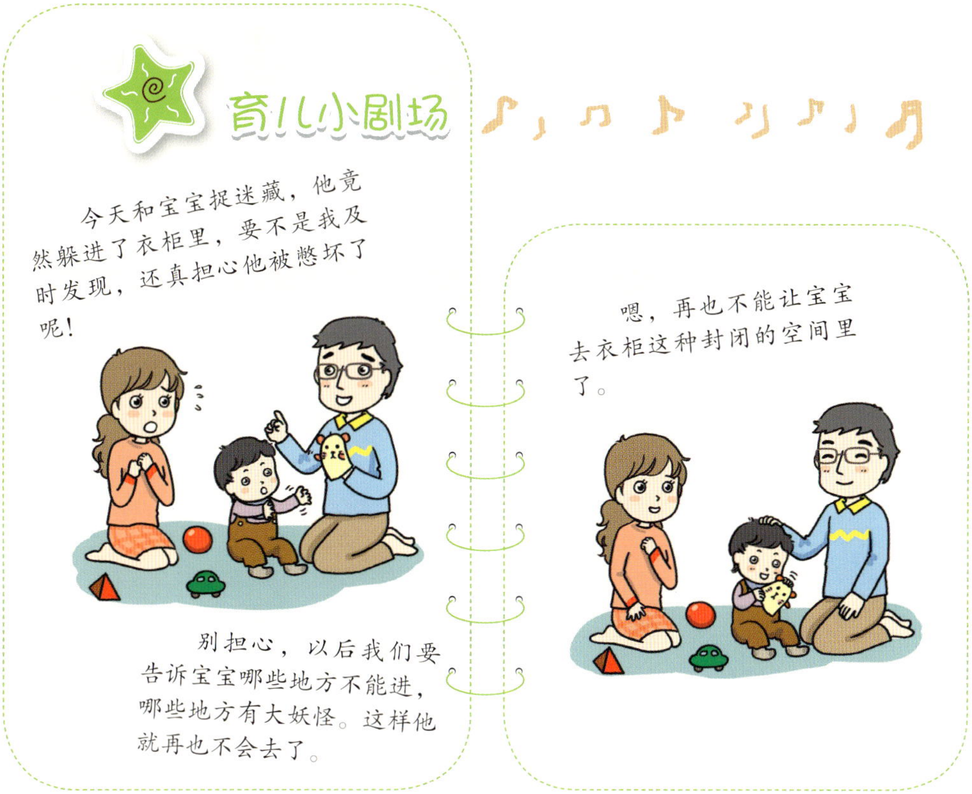

的时候，已经对自己有了基本的认识。认识自己是宝宝成长的必修课，能够提高宝宝的自我意识，树立完整的个性和人格。让宝宝认识自己可以从五官和身体其他部位做起。

宝宝最关心的吃和玩，相对应的就是嘴巴和手。爸爸妈妈拿出一个苹果告诉宝宝，要吃苹果用什么呀？宝宝会张开嘴示意，爸爸妈妈就趁机教宝宝，这是嘴，嘴巴。为了让宝宝加深认识，爸爸妈妈还可以指自己的嘴巴给宝宝看，或者让宝宝在镜子前仔细观察自己的嘴巴。然后再教他认识眼睛、鼻子、眉毛、肚脐、四肢、手指、脚趾等。

除了指出这些器官长在什么地方，还要教宝宝了解它们的功能。比如可以这样说，眼睛是用来看的，当宝宝闭上眼睛，什么都看不到了。同时还可以在闭上眼睛的情况下，让宝宝摸自己的五官，叙述一下它们分别是什么。还可以指令宝宝动动手、动动脚、扭扭屁股来加强对身体各部分的认识。

认知宜忌小贴士

● 这样教宝宝分辨形状和颜色：

1. 准备一些透明的水杯和颜料，把颜料滴进水杯里，让宝宝感受颜色浓度的变化。

2. 和宝宝一起玩七巧板，加深他对形状和颜色的理解。

3. 拼图块一般是由固定形状组成的，有助于宝宝加深对颜色和形状的认识。

4. 橡皮泥色彩丰富，可塑性强，对宝宝的创造力提供了广阔的空间。

5. 爸爸妈妈可以握着着宝宝的手教他画出圆形、三角形、长方形等图形，通过选择彩色蜡笔或者铅笔教宝宝认识颜色。

● 教宝宝认识空间最好的办法是让他身临其境，可以让宝宝玩卧室的门柜，教宝宝认识自己的左手和右手，再教他认识眼睛、鼻子、眉毛、肚脐、四肢、手指、脚趾等。除了指出这些器官长在什么地方，还要教宝宝了解它们的功能。

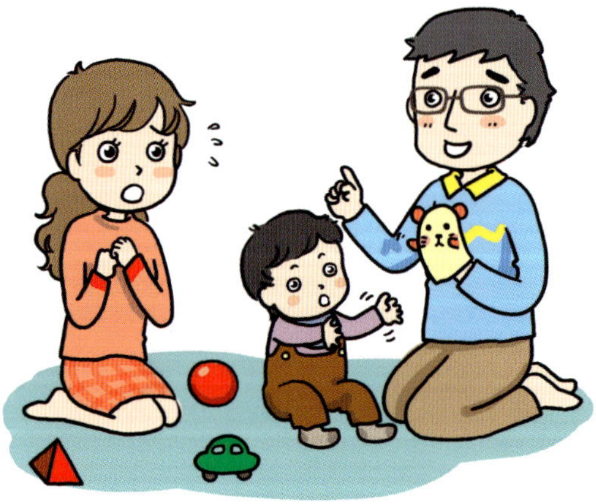

六、运动宜忌

宝宝的日常锻炼不能少

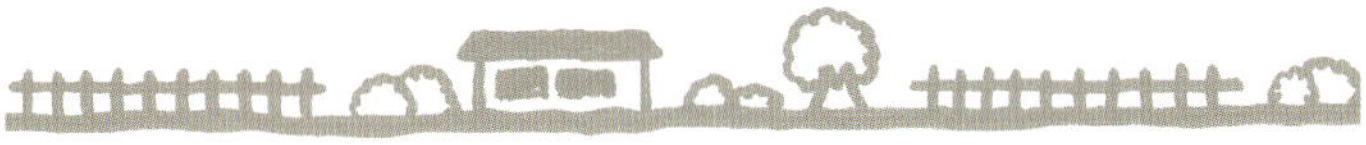

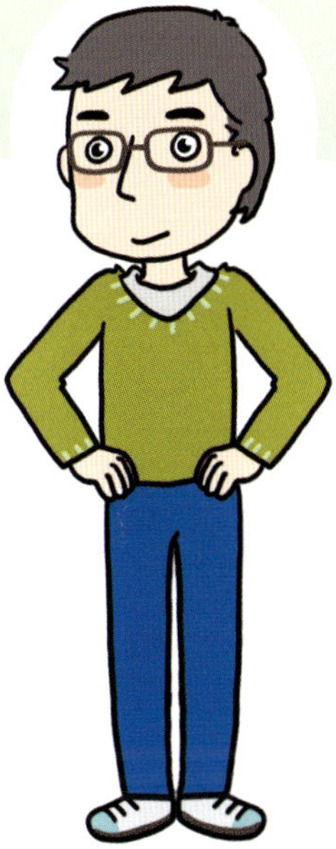

宝宝的日常运动锻炼有助于身心健康，尤其是适当的户外运动，不仅能呼吸新鲜的空气，还能开阔视野、愉快心情，同时增强宝宝的体质，提高免疫力。

宝宝学会走路之后，接着会学跑、学跳，喜欢参加户外运动。适当的户外运动能够让宝宝四肢灵活，身体健康。在爸爸妈妈的照料之下，经常户外运动的宝宝个性也会更开朗、更有自信，进入幼儿园之后才能更合群。

不宜整天在户外活动

有的爸爸妈妈不喜欢带孩子到户外活动，怕外面的环境不卫生、紫外线强，碰到某些行为习惯不好的孩子，还有可能带坏宝宝。其实这种担心有点多余，而且限制了宝宝身心的成长，宝宝在2岁左右已经会蹦会跳，适当的户外运动能够增强宝宝的骨骼、肌肉和关节的发育。

有的宝宝在户外运动量太大，经常流汗导致衣服湿，从而引起感冒，身上也时常弄得很脏，爸爸妈妈很抗拒带宝宝到户外玩。其实只要做好防护工作就可以了。

1. 冬天在外玩耍时，宝宝要穿比较防水和耐脏的衣料，最好是连身的衣服，方便脱下，也不容易让宝宝的肚皮着凉。

2. 准备一条毛巾垫在宝宝的背上，让宝宝流出来的汗及时吸收，以防感冒。毛巾要记得在宝宝停止运动时及时取出。

3. 户外活动时给宝宝穿上运动鞋，护脚又可降低扭伤的几率。

4. 让宝宝的活动在自己的视线范围之内，远离危险的地方，帮宝宝准备好小点心和水，以便及时补充体力。

育儿小剧场

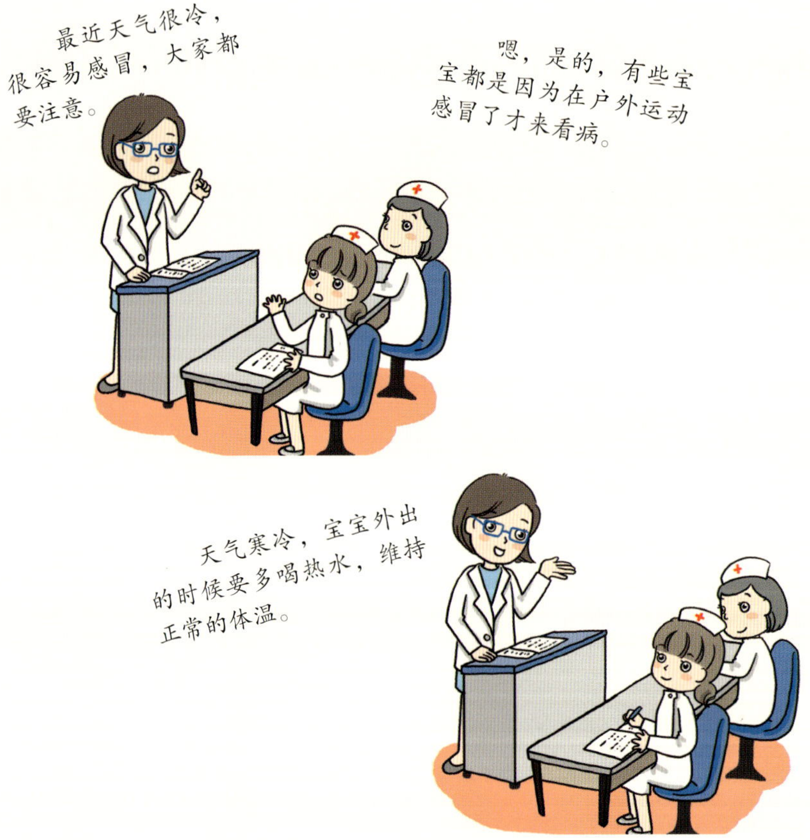

重视宝宝平衡感的锻炼

训练宝宝平衡的感觉对身体大有益处，平衡感的建立不仅有助于小脑的发育，还能避免宝宝将来对发生位移、旋转的东西感到眩晕。比如晕车、晕船、晕机，不能坐旋转车等。另外，平衡感好的宝宝，将来也更容易学好舞蹈、武术等健体技能。

日常生活中随处可以训练宝宝的平衡感，夏天当宝宝洗完澡的时候，爸爸妈妈可以把他放在浴巾里面，轻轻地摆动，让他学会控制自己的身体不会掉下来。爸爸还可以不时地让宝宝骑在背上玩“骑马”，让宝宝学会调整自己的身体，保持平衡不摔下来。出门散步的时候，让宝宝走在窄窄的人行道或者花台上，也能训练身体的平衡。除此之外，走天桥的时候，拉着宝宝的手让他上下斜坡，或者和爸爸妈妈在跑道上练习倒着跑，同样也能增进平衡感。

宝宝跳蹦床最锻炼身体

跳蹦床是一项很好的幼儿健身运动，宝宝学会走路与小跑之后都可以尝试，跳蹦床能够强健宝宝的骨骼，促进生长发育，对于训练平衡能力也有很好的效果。对肥胖的宝宝还能达到一定的减肥作用。

最初宝宝可能是喜欢在家里的沙发上蹦跳，如果有蹦床将是宝宝喜欢的蹦跳地点，爸爸妈妈不用担心宝宝是否会跳坏了腿，只要防止周围有尖锐的物体，站在旁边做好防护工作即可。

1岁半～2岁的宝宝最好不要和大孩子一起跳蹦床，以免别人的反弹力让宝宝摔倒或者闪腰。跳蹦床的时候也尽量不要说话，以免宝宝咬到舌头。

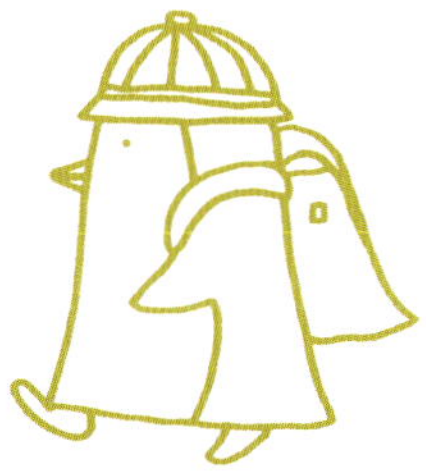

小叮咛

宝宝跳蹦床时的正确姿势及要点

1. 要抬起头往上，不能低着头跳。有一种往上顶的感觉。
2. 背要挺直，摆动双臂，增加向上的推力。
3. 接触蹦床面的时候微微屈膝，跳起来之后双腿笔直向上。
4. 要站在蹦床的中间，不然容易摔倒。

运动宜忌小贴士

● 户外运动的注意事项：

1. 冬天在外玩耍时，要穿比较防水和耐脏的衣料。

2. 准备一条毛巾垫在宝宝的背上，把宝宝流出来的汗及时吸收。

3. 户外活动时务必让宝宝穿上运动鞋。

4. 让宝宝在自己的视线范围内活动，远离危险的地方，帮宝宝准备小点心和水补充体力。

● 训练宝宝的平衡感很重要，长大后能避免晕车、晕船、晕机，将来更容易学好舞蹈或武术。夏天宝宝洗完澡的时候，可以把他放在浴巾里面，轻轻地摆动，让他学会控制自己的身体。爸爸可以让宝宝骑在背上玩“骑马”，让宝宝自己调整身体、保持平衡。

● 跳蹦床时要注意以下几点：

1. 抬起头往上，不能低着头跳。

2. 背要挺直，摆动双臂，增加向上的推力。

3. 接触蹦床面的时候微微屈膝，跳起来之后双腿笔直向上。

4. 站在蹦床的中间。

5. 跳蹦蹦床的时候尽量不要说话。

七、动手宜忌

宝宝也有一双灵巧小手

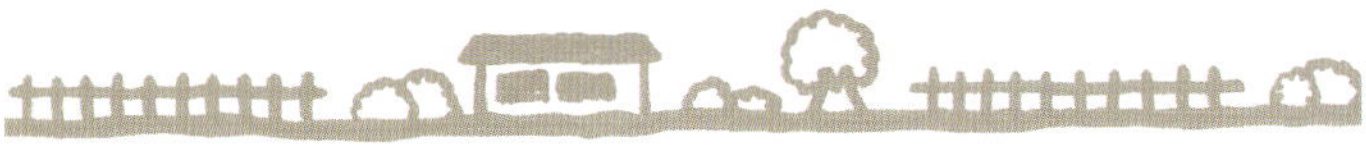

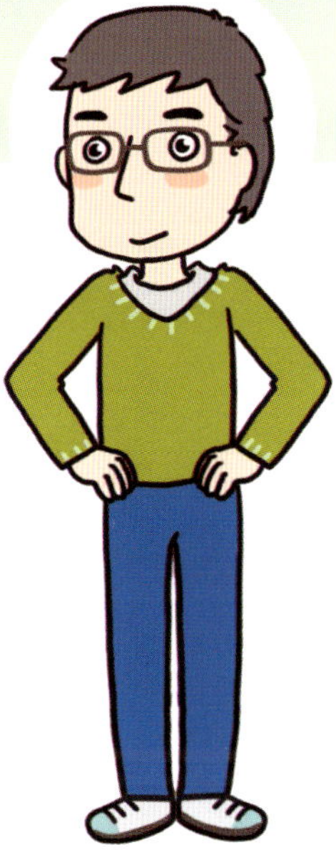

宝宝的手能够帮助他更好地认知这个世界，通过触摸来感知、通过写字或者画画来创作、通过劳动来创造价值。从小训练宝宝勤动手的好习惯，对宝宝的成长十分有利。

1岁半～2岁的宝宝除了会用眼睛来观察世界，还喜欢用画笔来创造世界。在他的笔下，一切都变得有趣而又充满想象力，就像他喜欢用玩具来构建自己的王国一样。爸爸妈妈要适时地和宝宝一起玩玩具，教宝宝自己收拾玩具，让宝宝的小手得到充分的锻炼。

正确指导宝宝画画和写字

宝宝在学会正确握笔之前，可以在纸上写写画画，之前对颜色与形状已经有了一定的认识，加上宝宝喜欢模仿与创造的天性，可以让宝宝在纸上随意地涂鸦。

爸爸妈妈要做的是为宝宝准备合适高度的桌子、椅子，各种不易污染衣服的彩色笔。

涂色游戏是宝宝学画画的启蒙练习，爸爸妈妈在纸上画出狮子、斑马、西瓜、帽子、糖果、大树等图画，让宝宝根据自己的喜好涂上颜色，不用急于纠正违反常理的颜色，只要宝宝感兴趣即可。

写字对于2岁左右的宝宝来说稍微有点难度。如果宝宝对中文或者英文卡片比较敏感，喜欢模仿涂鸦则可以任其发展。如果没有兴趣，还是从画画入手比较容易。

陪宝宝玩玩具也有要求的

宝宝玩玩具的时候，如果有家长在旁边陪伴或者交流，会让他更加投入和兴奋。和孩子一起玩玩具可以从以下几个方面来做：

1. 约定好每天玩玩具的时间，让宝宝养成规律的作息时间，以免耽搁进餐和其他活动的时间。

2. 培养宝宝的想象力。宝宝从图画书和卡通影片里经常看见小动物、城堡、

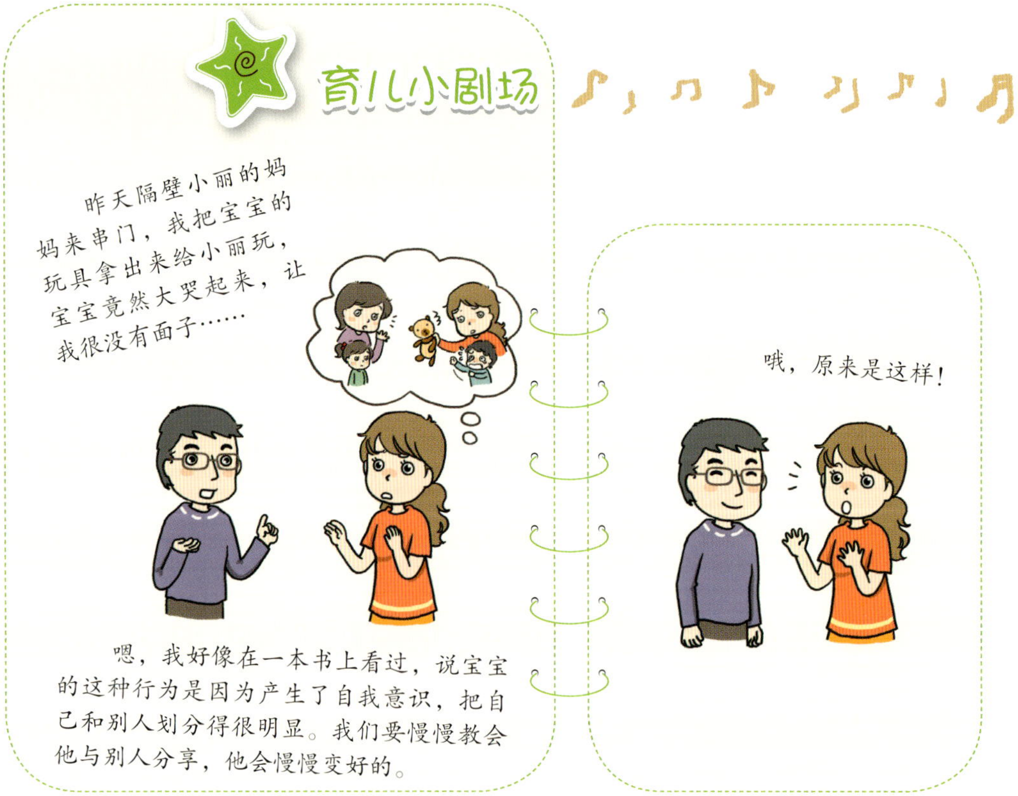
育儿小剧场
昨天隔壁小丽的妈妈来串门，我把宝宝的玩具拿出来给小丽玩，宝宝竟然大哭起来，让我很没有面子……
嗯，我好像在一本书上看过，说宝宝的这种行为是因为产生了自我意识，把自己和别人划分得很明显。我们要慢慢教会他与别人分享，他会慢慢变好的。
哦，原来是这样！

怪物等，爸爸妈妈可以用玩具来模拟这些场景和人物，将故事说给宝宝听，还不时地让宝宝自己想后来怎么样。

3. 让宝宝邀请其他的同龄宝宝一起玩玩具，在过程中要教宝宝谦让、礼貌待人，培养他的社交能力。

怎样引导宝宝收拾玩具

宝宝喜欢自己的玩具，但是在玩耍的时候却不是很爱惜，摔摔碰碰很容易弄坏，玩完了也不喜欢收拾。这多半是由于每次都有人帮他收拾，或者不知道如何收拾，收拾完了没有什么奖励和表扬造成的。

首先，要教会宝宝爱惜自己的玩具，把它当做自己的“好伙伴”“好朋友”，对每一样玩具都投入感情，而不是只当做玩乐的工具。爸爸妈妈不能让宝宝见一个玩具就买一个，而是要控制玩具的量，防止宝宝忽视以前的玩具。

在家里准备一个玩具箱，把买回来的玩具放在里面，告诉宝宝，这是“好朋友”的“家”，每天和它们玩的时候，得把它们从玩具箱里叫醒，玩完了之后要把它们放回“家”，就像宝宝要回到自己的家里一样。久而久之，让宝宝养成自己收拾玩具的习惯。

动手宜忌小贴士

- 宝宝在学会正确握笔之前，可以先在纸上写写画画，随意涂鸦。爸爸妈妈要为宝宝准备合适高度的桌椅、不怕污染的衣服、各类彩色笔。还可以在纸上先画出狮子、斑马、西瓜、帽子、糖果、大树等简笔画，让宝宝根据喜好涂上颜色，但不要急于纠正违反常理的颜色，只要宝宝感兴趣即可。
- 家长要教会宝宝爱惜自己的玩具，把它们当做自己的“好伙伴”，对每一样玩具都投入感情，而不是仅仅当做玩乐的工具，玩完之后要把它们放回原来的地方。久而久之，让宝宝养成自己收拾玩具的习惯。

八、音乐培养

有意识地陶冶宝宝的性情

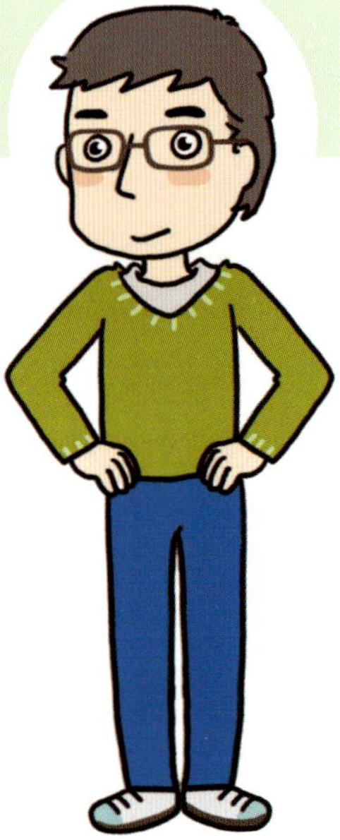

好听的音乐让人放松、心情愉悦，对宝宝今后的性格影响很大。有的妈妈从怀孕起就给宝宝听舒缓的音乐，如今宝宝长大了，自然更需要这方面的熏陶。

宝宝的音律与身体的协调性、四肢的灵活性有很大关系。有的宝宝在很小的时候就会看着电视模仿舞蹈动作。当有音乐响起来时，不妨拉着宝宝的手，让他自由地扭动四肢，快乐地舞动。

让宝宝听音乐时跟着律动

在日常生活中，爸爸妈妈不光要听自己喜欢的音乐，还要帮宝宝选择一些轻松愉悦、节奏感强的乐曲，让宝宝感受音乐的魅力。

比较简单的方法，是跟着市面上流行的亲子运动光盘做，爸爸妈妈和宝宝一起跟着音乐舒展身体，摆动四肢，让宝宝的四肢得到充分的锻炼，节奏感也会跟着加强。

爸爸妈妈还要为宝宝安排古典音乐欣赏时间。不要认为古典音乐只有成人才会欣赏，其实高雅的音乐表现能力强，能够在宝宝脑中产生很深的印象，产生丰富的联想，在宝宝长大之后都还能回忆起来。

宝宝的音律是在长期听音乐、跟着舞动的过程中培养出来的。音律也是评判一个宝宝是否有音乐天分的条件之一。如果爸爸妈妈发现宝宝在跟着音乐律动的时候应和了节奏，就要继续开发宝宝的音律天赋。

最有效的方法是在宝宝跳舞的时候，跟着鼓掌打拍子，让宝宝也学着跟爸爸

育儿小剧场

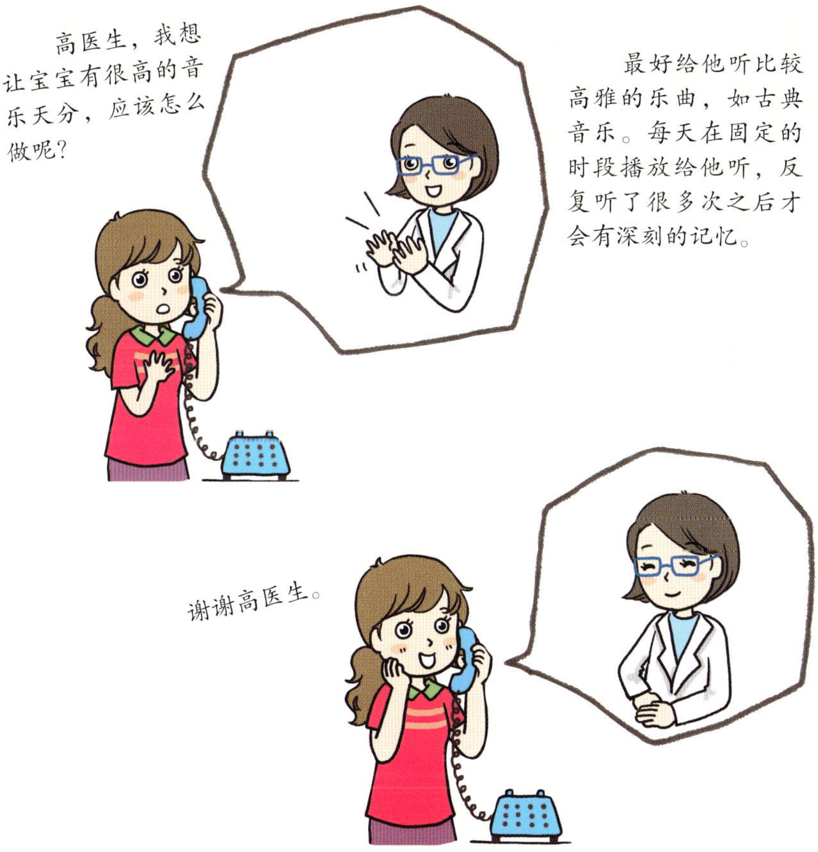
高医生，我想让宝宝有很高的音乐天分，应该怎么做呢？
最好给他听比较高雅的乐曲，如古典音乐。每天在固定的时段播放给他听，反复听了很多次之后才会有深刻的记忆。
谢谢高医生。

妈妈一起拍。如果宝宝愿意，还可以在家里播放卡拉OK，让宝宝跟着歌曲的音乐跳舞、跟着歌曲随声附和。晚上散步的时候，让宝宝也加入跳街头健身操的行列，不仅培养音律，宝宝还能通过模仿别人的动作来锻炼身体。

让宝宝多听儿歌记歌词

幼儿童谣、歌曲多是以动物或者小孩子为主角，如《造飞机》《两只老虎》《只要我长大》《虎姑婆》等。为了让宝宝对歌词记忆深刻，最有效的办法就是角色扮演。最好父母也参与其中，和宝宝一起互动。

如童谣《两只老虎》："两只老虎两只老虎，跑得快跑得快。一只没有眼睛，一只没有尾巴，真奇怪，真奇怪！"让宝宝一边唱一边用肢体动作表现出来：将姆指及食指相碰成圆圈，表示老虎的眼睛，或者拿条绳子给宝宝当做老虎尾巴，投入感就更强了。

宝宝一般会在唱歌时发现不明白的地方就停下来问爸爸妈妈，爸爸妈妈要用生动形象的方式告诉宝宝，让他很快记住并且乐在其中。

音乐培养小贴士

- 爸爸妈妈不光要听自己喜欢的音乐，还要让宝宝多听一些轻松愉悦、节奏感强的乐曲，和宝宝一起跟着音乐舒展身体，摆动四肢。还要为宝宝安排古典音乐欣赏时间。
- 给宝宝多听经典的幼儿童谣和歌曲，父母也参与其中、角色扮演，和宝宝一起互动。用生动形象的方式告诉宝宝，让宝宝很快记住童谣和歌词，并且乐在其中。

九、防病宜忌

突发常见病应做好预防

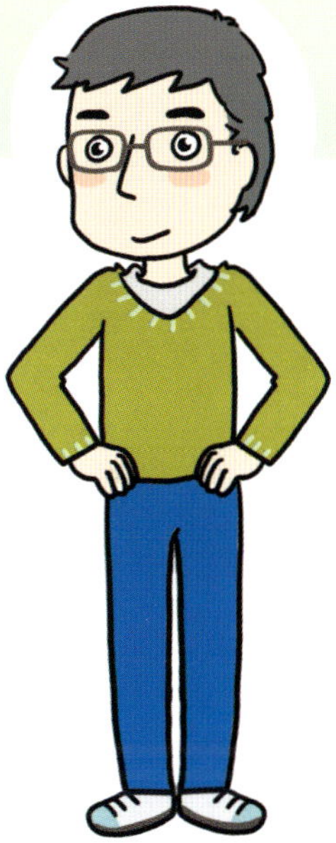

宝宝活动量逐渐增大，开始四处走动，接触的东西较多，感染疾病和受伤的几率也在增加。哪些是常见的疾病，又该如何预防，都需要爸爸妈妈认真学习。

幼儿的户外活动很容易受到外伤感染，爸爸妈妈要随时做好防护工作。在家里，宝宝的安全问题同样不容忽视，还有针对宝宝的常见突发性疾病，都要做好充分的应急措施。同时，爸爸妈妈对宝宝的口腔护理还要一直持续下去。

怎样预防宝宝摔伤和烫伤

好动的宝宝总是喜欢爬上跳下，喜欢探索高低或者模仿其他大孩子的动作。发展孩子的自有天性是对的，但是不能过分纵容。2岁左右的宝宝户外运动最好选择慢跑、捉迷藏、上下楼梯等轻微运动，不要让宝宝过分追求新奇的剧烈运动，尽量避免摔伤。为宝宝选择舒适的运动鞋也很重要，运动鞋能够减少双腿的冲击力，增大与地面的摩擦。

烫伤，一般容易在家里发生，爸爸妈妈在烧开水或倒开水的时候要隔离宝

小叮咛

家庭医药箱应常备什么药品

为防止宝宝意外摔伤或者烫伤，家里要常备酒精、碘酒、棉花棒、双氧水、消毒水、纱布、医用胶布、创可贴等外伤处理医疗用品，还有治疗烫伤的烫伤药膏、万金油等。另外，在烫伤时要及时用冷水冷却伤口，再抹上肥皂、蜂蜜或者蛋清等，都能起到消肿止痛的作用。

宝，禁止宝宝入内。水壶要放在较高的、宝宝拿不到的地方，刚装完热水的水壶也不能让宝宝靠近。另外，禁止吸烟人士在家抽烟，尽量不用蚊香而改用灭蚊片。

不可忽视宝宝的口腔疾病

1岁半～2岁的宝宝容易出现龋齿，爸爸妈妈不要认为宝宝的乳牙迟早会换掉，所以不太关注宝宝的牙齿健康问题，其实乳牙龋齿不治疗会有很多害处。龋齿会破坏牙齿的结构，影响宝宝的咀嚼功能，对颌骨的发育，甚至脸型都有一定的影响。龋齿严重还会影响恒牙的生长，所以经常会看见七八岁的孩子牙齿长得参差不齐，凹进或者凸出，还有的因为牙齿稀疏或者残缺，导致发音不准，受到同学的嘲笑，这些都有可能是在乳牙阶段没有注意保护造成的。

还有一些宝宝会出现牙齿发黄的现象，这是由于牙齿表面的牙釉质发育不全造成的。牙釉质发育不全主要是因为缺乏钙、磷、维生素D等维生素和微量元素造成的，还有可能是母亲在妊娠期间受到病毒感染，进而影响宝宝牙齿的发育。

育儿小剧场

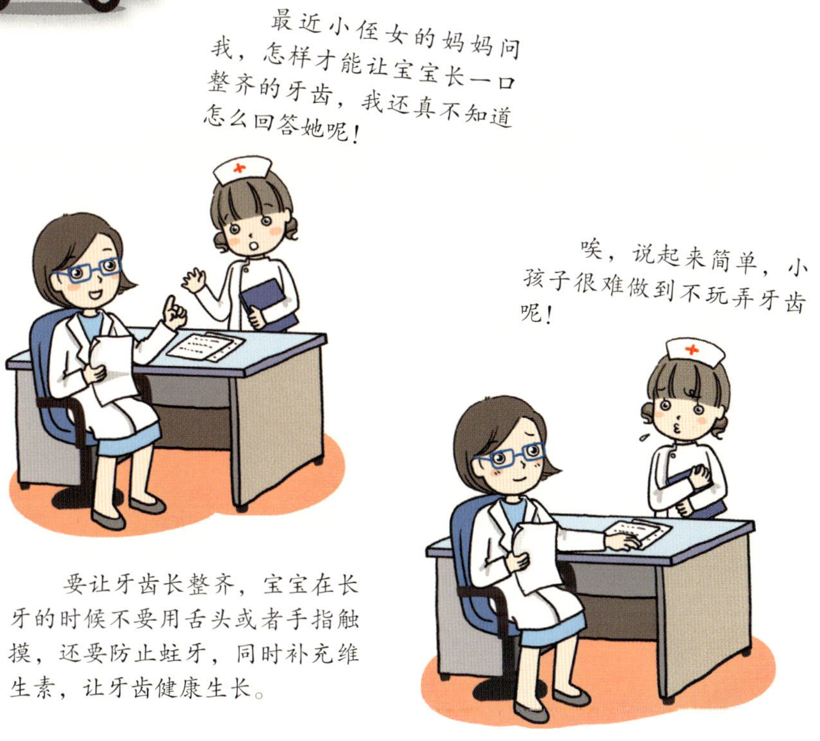
最近小侄女的妈妈问我，怎样才能让宝宝长一口整齐的牙齿，我还真不知道怎么回答她呢！
唉，说起来简单，小孩子很难做到不玩弄牙齿呢！
要让牙齿长整齐，宝宝在长牙的时候不要用舌头或者手指触摸，还要防止蛀牙，同时补充维生素，让牙齿健康生长。

以下紧急状况该怎么处理

①愤怒性惊厥：宝宝突然受到某种刺激时发生呼吸暂停的现象，因为多在生气时发生，所以又叫愤怒性惊厥，一般都会自行恢复。预防措施是避免宝宝受到惊吓、激怒、剧烈疼痛等强烈刺激。

②发热：宝宝发热时，爸爸妈妈要用退热药滴进宝宝的鼻子，再用75%的酒精和水依照1：1的比例兑好，擦拭宝宝四肢，或者用冰水敷头，避免出现高热抽风。

③抽搐：宝宝抽搐时应该让其平躺，头偏向一边，用指头掐人中穴，再去医院就医。

④风疹：染上风疹之后，宝宝会中度发热，出现感冒症状，一般程度较轻微，所以对宝宝影响不大。爸爸妈妈最好帮宝宝注射疫苗预防。

⑤脑瘫：脑瘫愈早发现治疗效果愈好，如果发现宝宝进食的姿势和平时不同，且有异常、运动不便，最好到医院检查。脑瘫宝宝到了3～4岁之后就只能手术治疗，甚至不能治疗。

防病宜忌小贴士

- 2岁左右的宝宝，户外运动最好选择慢跑、捉迷藏、上下楼梯等轻微运动。家长要为宝宝选择舒适的运动鞋。
- 在烧开水或倒开水的时候要隔离宝宝，禁止宝宝入内；水壶要放在较高处，宝宝拿不到的地方，刚装完热水的水壶也不能让宝宝靠近。
- 为防止宝宝意外摔伤或者烫伤，家里要常备酒精、碘酒、棉花棒、双氧水、消毒水、纱布、医用胶布、创可贴等医疗用品。在烫伤时要及时用凉水冷却伤口，再抹上肥皂、蜂蜜或者蛋清等，消肿止痛。
- 1岁半～2岁的宝宝容易出现龋齿，乳牙龋齿会破坏牙齿的结构，影响宝宝的咀嚼功能，对颌骨的发育，甚至脸型都有一定的影响，严重的还会影响恒牙的生长。因此，父母一定要注意预防和治疗乳牙龋齿。
- 当宝宝出现愤怒性惊厥、发热、抽搐、风疹、脑瘫等紧急状况时，家长应当掌握及时的护理办法，然后求医问诊。

第三章

2岁～2岁半宝宝的育儿宜忌

2岁后的宝宝语言能力开始快速发展，喜欢向爸爸妈妈提出各种问题，并且追根究底地问不完。爸爸妈妈要回答宝宝的提问还得费一番脑筋。千万不要忽视宝宝的这种发问，这是他的大脑在独立思考的表现。宝宝的动手能力也在这一时期得到加强，为了更好地锻炼宝宝，父母可以买给宝宝一些认知、益智的玩具或图书。

一、膳食宜忌

养成一日三餐的好习惯

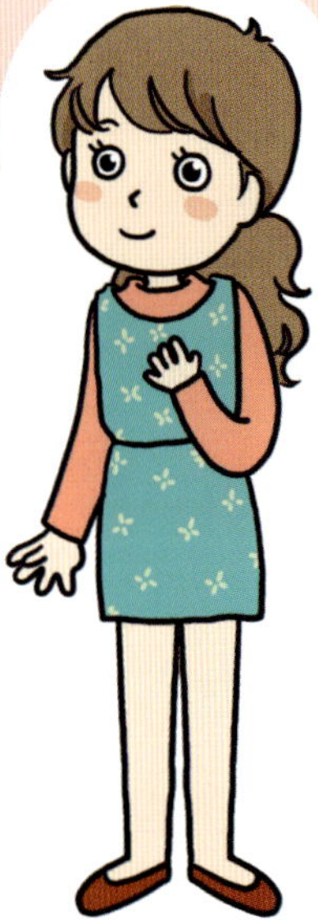

2岁～2岁半的宝宝，饭量大大增加，需要更充足的营养来满足生长需求。让宝宝养成细嚼慢咽的好习惯，有助于营养的充分吸收。

这一时期的宝宝要逐渐养成一日三餐的规律进食习惯，饭量也要有所保证，每日摄入的维生素和矿物质要保持在一定水平。同时增加对蔬菜和水果的摄入，尽量减少或避免吃零食，以免破坏宝宝对正餐的食欲。

怎样合理安排宝宝的膳食

2岁之后的宝宝由于消化吸收能力发育完善，乳牙也已经发育完好，可以准备粗粮。粗粮中含有丰富的营养物质，非常适合发育中的宝宝。

宝宝每天需要进食250毫升牛奶（或豆浆），150克谷物，鸡蛋、瘦肉或者鱼100～125克，蔬菜100克，食用油10克，水果2份。

2岁～2岁半宝宝食谱推荐

时间	食物	食量
早上7点	豆浆（或牛奶）、清粥、全麦面包	各一份
早上9点	时令水果	一个或适量
早上11点	米饭、蔬菜、肉类炒菜、面食、肉粥等	适量
下午3点	牛奶、小面包	牛奶250毫升，面包50克左右
晚上7点	米饭、蔬菜、肉类炒菜、清粥	适量

强化宝宝对蔬菜的摄取

蔬菜为宝宝提供了维生素、植物纤维、叶酸等丰富的营养物质，有利于促进肠胃蠕动，促进消化和预防便秘。蔬菜还是人体所需矿物质的来源，宝宝的健康成长离不开蔬菜。

让宝宝爱上吃蔬菜，要一步一步慢慢来，不能强迫。父母要以身作则多吃蔬菜，鼓励宝宝也多吃。菜式多样，菜色各异，能提高宝宝吃蔬菜的兴趣。

要保留蔬菜的营养，最好用铁制或铝制的锅烹饪，烹饪方法最好是大火快炒，以充分保留所含的维生素。煮蔬菜汤时，应等水沸腾之后再放蔬菜。

食品添加剂对宝宝有何伤害

加工食品中一般都含有食品添加剂，包括防止变质的防腐剂，让外观看起来更可口的人工色素和咖啡因等，而宝宝喜欢的许多零食里面也都加入了这些成分。食品添加剂有些来自天然，而大部分则是化学成分，食用过量就会对身体产生伤害。

父母要尽量避免宝宝吃零食，也不要购买罐装的水果、肉类罐头给宝宝吃，应以新鲜的水果、肉类来代替。很多宝宝爱吃的奶油蛋糕、果冻和果汁饮料也是加入了人工色素，不能让宝宝接触过多。咖啡、浓茶、巧克力里面含有咖啡因，不能让宝宝食用。

炒菜的时候不宜放入味精，它会促使宝宝体内的锌从尿液里排出，导致宝宝缺锌。

育儿小剧场

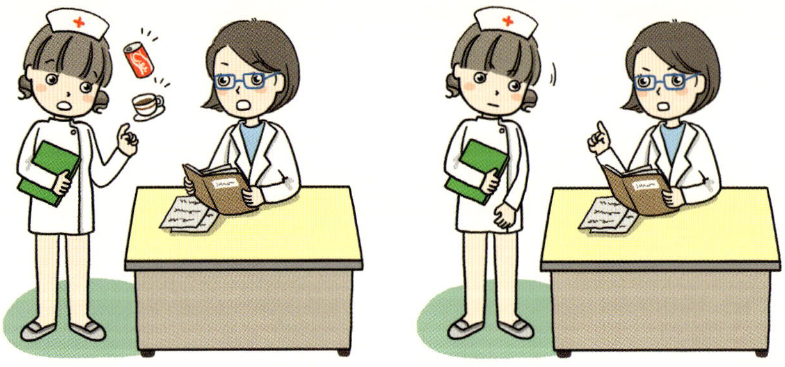
子萱，最近出现了多起宝宝突然兴奋打人的病例，你知道是为什么吗?
根据宝宝的父母反应，好像是给他喝了一点成人饮料和咖啡什么的。
咖啡、浓茶、可乐、巧克力里面都含有咖啡因，会影响宝宝的神经系统，引起兴奋性冲动，让宝宝具有攻击性。不能让宝宝再喝这种东西了!

不妨让宝宝参与制作菜肴

适当地让宝宝参与烹饪蔬菜，有助于宝宝提高食欲。

1. 妈妈洗菜的时候，让宝宝在一边旁观，还可以拿易洗的蔬菜给宝宝洗，如马铃薯、黄瓜等。

2. 让宝宝帮忙拣菜，同时训练他的动手能力。

3. 蔬菜要切成什么形状可以参考宝宝的意见，让他更有食欲。

膳食宜忌小贴士

- 2岁之后宝宝的消化吸收能力完善，乳牙发育完好，可以给宝宝多吃点粗粮。父母要以身作则多吃蔬菜，鼓励宝宝多吃，烹饪蔬菜的最好方法是大火快炒，不要放入味精。
- 父母要尽量避免宝宝吃零食，不要购买罐装的水果、肉类罐头、奶油蛋糕、果冻和果汁饮料。咖啡、浓茶、巧克力，也不宜让宝宝食用。
- 适当让宝宝参与烹饪蔬菜，有助于提高宝宝的食欲。洗菜的时候，可以让宝宝在一边旁观，拿易洗的蔬菜给宝宝自己洗，如马铃薯、黄瓜等；让宝宝帮忙拣菜，食物切成什么形状也可以参考宝宝的意见。

二、自理能力

该是宝宝懂事的时候啦

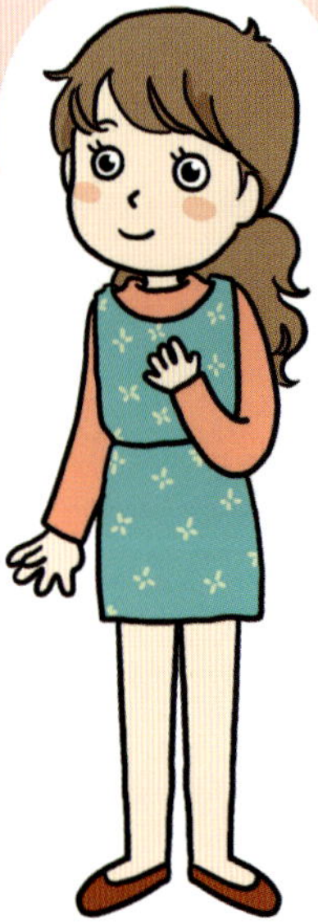

2岁～2岁半的孩子喜欢观察和模仿大人的动作，时常还想自己动手做某些事情，爸爸妈妈要抓住这个时机多训练宝宝的动手能力。

宝宝的独立性要在家里就开始培养，让宝宝学会穿衣、吃饭、刷牙、上洗手间、收拾玩具等。自理能力强的宝宝能得到全面发展，还为进一步塑造个人性格和品格提供了先决条件。自理能力还能让宝宝更好地融入幼儿园的集体生活。

怎样让宝宝乖乖地坐下吃饭

2岁之后的宝宝动手能力比较强，爸爸妈妈可以在家里准备专门的小饭桌、小椅子让宝宝独自吃饭。在吃饭的前后一定要养成良好的习惯。

吃饭前要把小手洗干净、擦干，然后穿上围兜，端正地坐在小椅子上，等着爸爸妈妈上餐。刚开始宝宝不会做这些准备工作，爸爸妈妈要耐心地引导，直到督促宝宝自己完成。

小叮咛

让宝宝自己吃饭的过渡性训练

1. 爸爸妈妈喂东西给宝宝吃的时候，让宝宝手里也拿一只汤匙，训练他抓握的能力和自己吃饭的感觉。

2. 把马铃薯条、胡萝卜、豆角等条状食物夹给宝宝抓握，训练他用大拇指和食指抓食物。

3. 爸爸妈妈可以喂宝宝一部分食物，等快要喂完的时候，把剩下的食物给宝宝自己解决，再逐渐过渡让宝宝自己进食。

如果有些宝宝不爱一个人吃饭，可以让他用家里的餐桌和爸爸妈妈一起吃饭，吃饭的时候爸爸妈妈尽量不要帮宝宝夹菜，以免阻碍他自己动手的能力。

宝宝什么时候开始使用筷子

2岁左右的宝宝手指灵活性不够，还不足以掌握使用筷子的技巧，一般3岁以上的宝宝才能够学会使用筷子，但是在此之前可以训练宝宝手指的灵活性，以及对汤匙、叉子甚至筷子的熟悉程度。

吃饭的时候帮宝宝准备一套齐备的餐具，依宝宝的兴趣来决定使用哪一个，由此还能让宝宝比较出各自的不同。比如叉子不能舀汤、汤匙不容易吃面条等。对于筷子的使用，宝宝可能还分不清正反，长短粗细也没有太大概念，更不懂得怎么使用中指、食指和拇指来操作。爸爸妈妈吃饭时多为宝宝做一些示范动作，可以逐渐让他熟悉。

2岁的宝宝是否会使用筷子并不重要，重要的是胃口好、吃饭香、身体强壮，爸爸妈妈不需要着急，也不要强迫宝宝使用筷子。

怎样让宝宝学会自己刷牙

2岁后的宝宝可以学习刷牙，应准备好幼儿的牙刷和漱口杯，在爸爸妈妈的指导下学习刷牙。值得注意的是，2岁左右的宝宝还不会吐出泡沫，所以尽量不用牙膏刷牙。

爸爸妈妈要耐心地教宝宝如何使用牙刷：可以先对着镜子，张开嘴观察自己的牙齿；把牙刷蘸上清水或者淡盐水；先学习刷门牙这一块，采用上下刷的刷法，再把牙刷横着伸进腮帮子，上下刷；两边完成之后，再用刷毛轻轻地刷上下牙齿的接触面；最后再漱口，清洁牙刷。

教宝宝刷牙的时候要细致，还要不时地鼓励宝宝，让宝宝喜欢上刷牙，养成良好的口腔护理习惯。一般宝宝跟着父母刷牙三四次之后，就能够学会。每天要坚持早晚各刷一次。

育儿小剧场

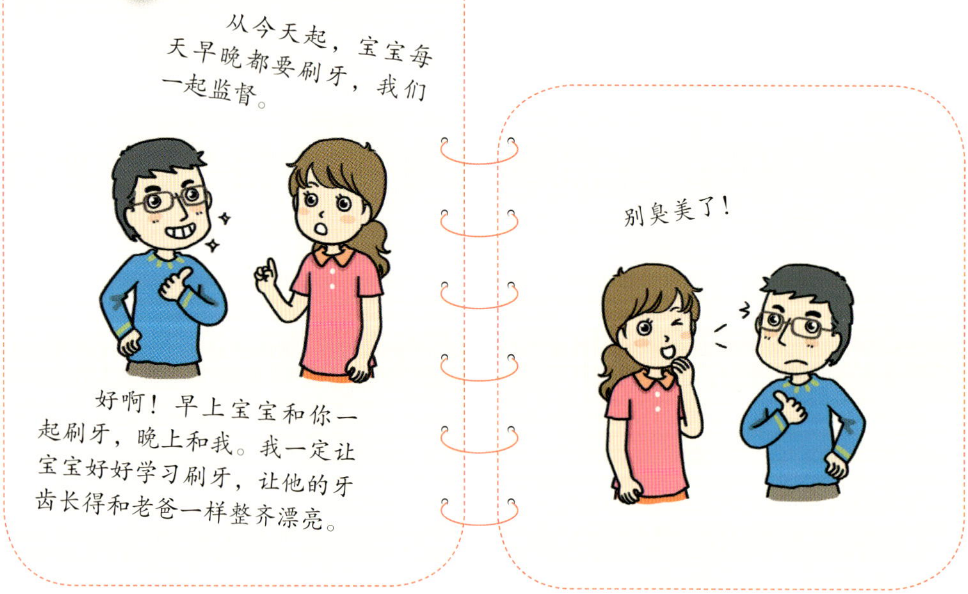
从今天起，宝宝每天早晚都要刷牙，我们一起监督。
好啊！早上宝宝和你一起刷牙，晚上和我。我一定让宝宝好好学习刷牙，让他的牙齿长得和老爸一样整齐漂亮。
别臭美了！

自理能力小贴士

- 吃饭前让宝宝要把小手洗干净、擦干，穿上围兜，端正地坐在小椅子上，等待爸爸妈妈上桌。吃饭的时候尽量不要主动帮宝宝夹菜和喂食，以免阻碍宝宝的动手能力。

- 2岁左右的宝宝手指灵活性不够，一般3岁以上的宝宝才能够学会使用筷子。在此之前可训练宝宝手指的灵活性，让宝宝灵活使用汤匙和叉子。吃饭时家长要为宝宝准备一套齐备的餐具，依宝宝的兴趣来决定使用哪一个，多为宝宝做一些示范动作。

- 2岁后的宝宝可以开始学习刷牙，父母要准备好幼儿的牙刷和漱口杯，指导宝宝刷牙。2岁左右的宝宝还不会吐出泡沫，尽量不要用牙膏刷牙。一般宝宝跟着父母学刷牙三四次后，就能够学会了，每天要坚持早晚各刷一次。

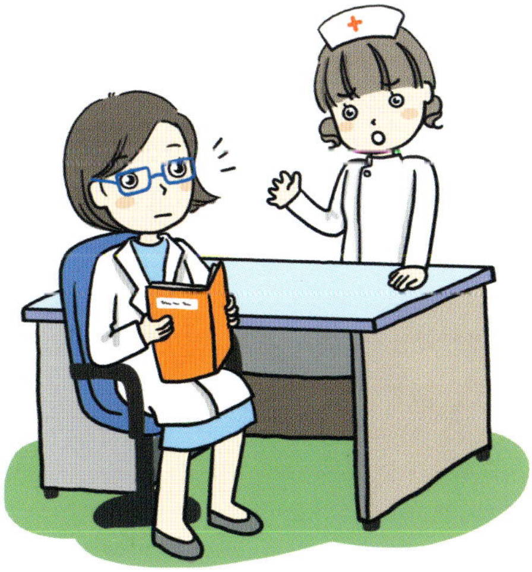

三、穿衣宜忌

给宝宝穿上合适的衣服

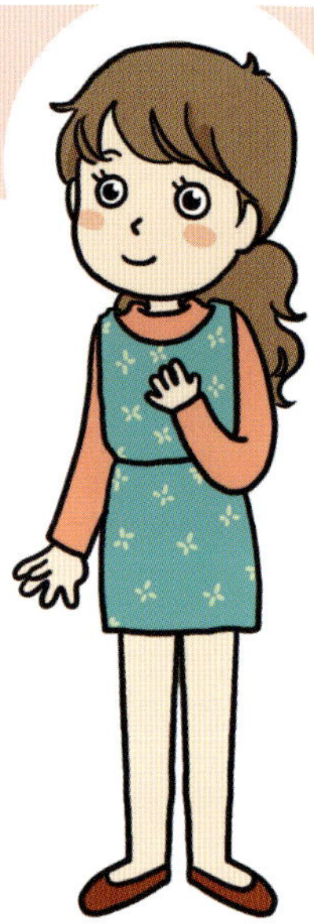

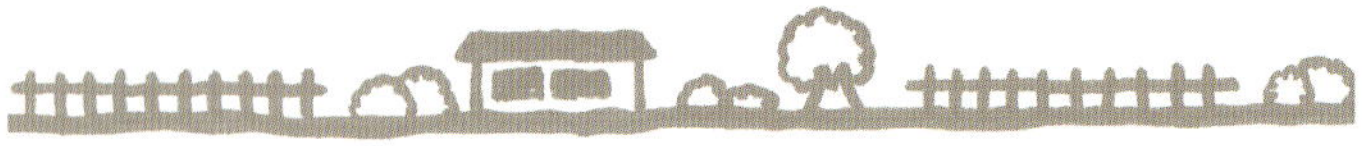

当宝宝开始观察别人，对自己的衣着产生关注的时候，就要给宝宝更多的选择，充分发挥他的天性，让宝宝快乐地享受穿衣服的乐趣。

宝宝长大一些，衣服的样式和面料有了更多的选择。爸爸妈妈为宝宝挑选衣服的原则是舒服、简洁、大方，兼顾实用与美观。宝宝在性别认识的敏感期，千万不要给宝宝做异性的打扮，这样会混乱和扭曲宝宝的性别意识。宝宝在这一时期的动手能力也表现在能否为自己整理衣服上。

怎样为宝宝挑选衣服

2岁宝宝的衣服不再是婴儿时期的连体装、紧带罩衣等样式，由于活动量增加，户外活动增多，宝宝对色彩、样式也有自己的偏爱，因此衣服的选择性更加多样。

整体来说，为宝宝挑选衣服主要看质地、样式和色彩。最贴近宝宝皮肤的是纯棉的衣服，既贴身又吸汗。宝宝的内衣最好都选纯棉的。外衣要选用防污、易清洗、不易刮破的面料，也要注意舒适性与透气性。

衣服的样式和色彩都可以按照宝宝的喜好来选择，如果宝宝没有个人的要求，爸爸妈妈从保暖、舒适、透气等几个方面来挑选就可以了。新衣服买回来后，要用清水漂洗，去掉上面的化学物质之后再穿。

不可用异性服装打扮宝宝

有的爸爸妈妈原本喜欢某种性别的宝宝，但生下来的孩子却事与愿违，于是就把宝宝当做他喜欢的样子来打扮，觉得宝宝还小没有关系，其实这非常不利于宝宝的心理健康。

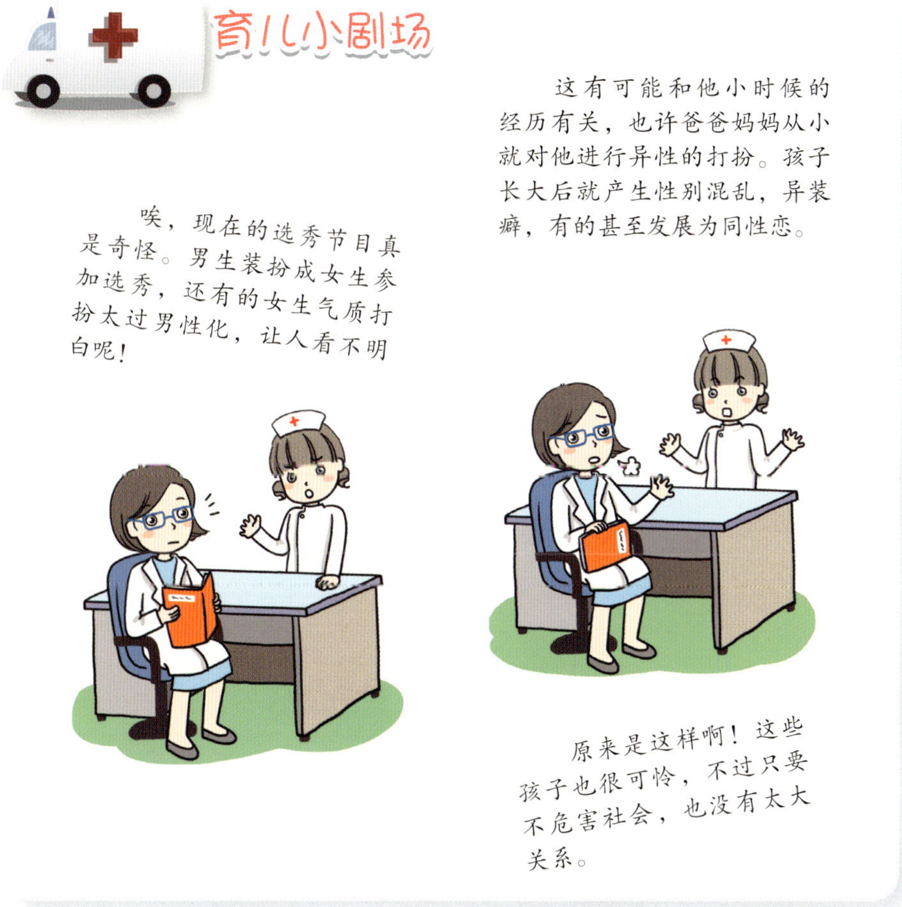
育儿小剧场
唉，现在的选秀节目真是奇怪。男生装扮成女生参加选秀，还有的女生气质打扮太过男性化，让人看不明白呢！
这有可能和他小时候的经历有关，也许爸爸妈妈从小就对他进行异性的打扮。孩子长大后就产生性别混乱，异装癖，有的甚至发展为同性恋。
原来是这样啊！这些孩子也很可怜，不过只要不危害社会，也没有太大关系。

2岁半左右的宝宝开始关注自己的性别，当他看到同龄人的时候会发现有的穿着打扮和自己差不多，有的和自己不一样。游泳的时候也会看到有的孩子身体结构和自己的差异。要让孩子明白自己的性别，必须给予同性别的正常打扮。

给宝宝异性打扮只会让他的性别认识错位，分不清楚男女，容易受到同龄人的指点或者嘲笑，遭受到心理创伤，还会为成年后的性取向埋下隐忧，甚至演变成心理变态。

让宝宝学会自己整理衣服

爸爸妈妈为宝宝穿衣服的时候，也要培养宝宝自己穿衣服的能力，比如给宝宝穿上袖子之后，就让宝宝自己学习扣扣子、整理衣领，把衣服拉平整等。穿袜子的时候，先让宝宝把袜子卷起来，再把脚伸进去，这样穿起来会方便很多。

当宝宝学会穿衣服之后，就可以培养他整理衣服的能力了。每天睡觉之前，让宝宝先脱去外面的衣服放在一边，接着一件件脱去里面的衣服，保留内衣。脱下来的衣物要拉伸袖子和裤管，让图案面朝外，再把衣服和裤子分别放好，方便起床的时候穿。

爸爸妈妈收拾干净衣物的时候，还可以把宝宝的衣服拿给他自己整理，按照衣服、裤子和内衣的分类方式来整理，这样总有一天宝宝能够熟练地操作。

小叮咛

怎样帮宝宝选购衣柜

1. 选择环保木料和油漆外观的衣柜，以免甲醛污染。

2. 衣柜高度、宽度和深度要适合宝宝的身高。

3. 衣柜不要有尖锐的棱角，轻便、耐用，无危险空隙，以防宝宝被碰伤、夹伤。

4. 衣柜要有防反锁的安全设计，以防宝宝进去之后出不来。

5. 衣柜的底座要牢固，重心稳定，以免宝宝推拉时倒下。

穿衣宜忌小贴士

● 为宝宝挑选衣服主要看质地、样式和色彩。最贴近宝宝皮肤的是纯棉的衣服，宝宝的内衣最好都选择纯棉的。外衣应选用防污、易清洗、不易刮破的面料，注意舒适性与透气性。衣服的样式和色彩可按照宝宝的喜好来选择，宝宝若没有个人要求，以保暖、舒适、透气为原则就可以。

● 2岁半左右的宝宝开始关注自己的性别，家长要让孩子明白自己的性别，并给予同性别的正常打扮。

● 爸爸妈妈要培养宝宝自己穿衣服的能力，给宝宝穿上袖子后，让宝宝自己扣扣子、整理衣领、把衣服拉平整等。穿袜子的时候，先让宝宝把袜子卷起来，再把脚伸进去。当宝宝学会穿衣服之后，就可以培养他整理衣服的能力。每天睡觉之前，让宝宝一层层脱去衣服和裤子，脱下来的衣物要整理好，方便起床的时候穿。

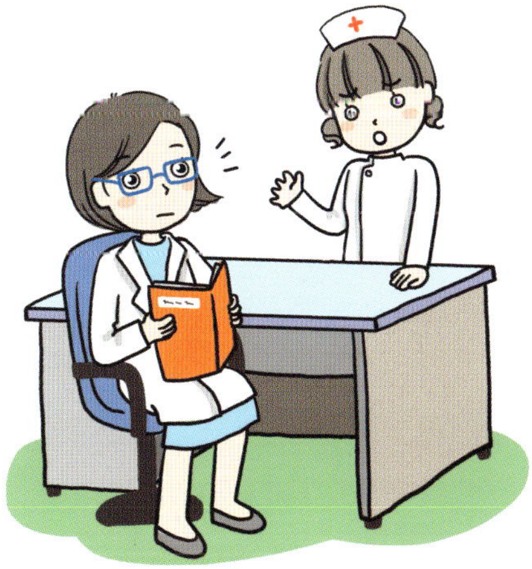

四、日常宜忌

不要忽视对宝宝的照料

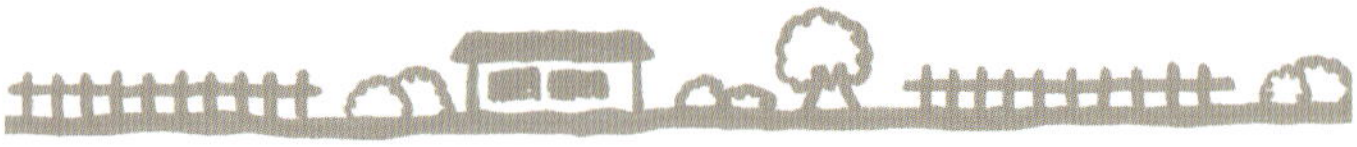

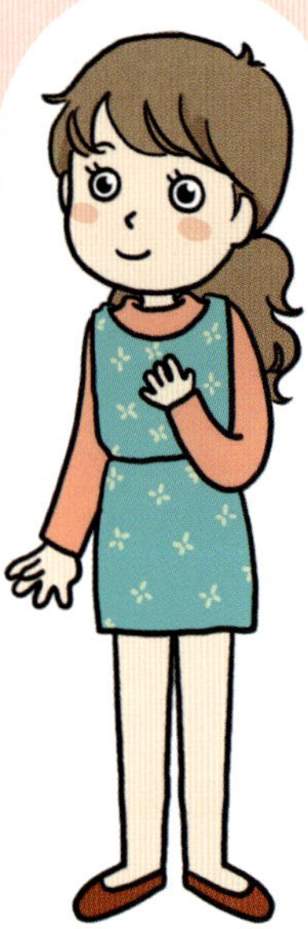

随着年龄的增加，宝宝的一些毛病也在增加，但这些小毛病都可以在爸爸妈妈的教导下改正过来。只要及时发现，就可以避免许多问题的产生。

有的宝宝会在这一阶段出现一些由于紧张、任性造成的小毛病。爸爸妈妈需要特别注意，不能娇宠宝宝，也不能让宝宝感到孤独，和宝宝沟通、讲道理仍然是最有效的亲子互动。由于遗传或其他原因，宝宝可能会出现和其他人不一样的特征，只要不影响宝宝将来的身体发育，不用刻意去纠正。

宝宝出现以下情况该怎么办

1. 口吃

宝宝的口吃主要来自遗传和模仿，宝宝在刚学习说话的时候，很容易因为急于学习而造成口吃，这种情况会在学会后自然消失。有的宝宝是因为精神紧张、焦虑，容易口吃，这也能够通过消除心理障碍而解决。

2. 脾气大

宝宝发脾气通常是由家长的娇宠造成的，只要宝宝一发脾气和哭闹就能够达到自己的目的，这种负面情绪就会一直纠正不了，所以爸爸妈妈要通过讲理、疏导或适当的冷处理来对待宝宝的无理取闹。

3. 胆子小

胆小的宝宝生活空间一般都比较狭小，接触的人和事物很少，造成对外界的恐惧。爸爸妈妈要扩大宝宝的生活圈，多结交新的朋友，让宝宝和朋友更好地交流，还要发掘宝宝的优点，培养他自信乐观的个性。

不宜强行纠正“左撇子”

左利手也叫“左撇子”，是指惯常使用左手的人。有的家长发现宝宝习惯用左手之后感到很担忧，想要及时地纠正过来。其实宝宝习惯用哪只手做事是天生的，没有必要纠正。

小叮咛

哪些名人是左撇了

世界上有很多名人都是左撇子，在许多领域都有不错的表现。

1. 政治家：亚历山大大帝、拿破仑、甘地等。
2. 音乐家：贝多芬、巴赫等。
3. 画家：达·芬奇、米开朗基罗、拉斐尔、毕加索等。
4. 小说家：马克·吐温等。
5. 企业家：比尔·盖茨、乔布斯等。
6. 艺术家：卓别林、嘉宝等。

惯用左手虽然看起来和普通人不太一样，但其实优势也十分明显，左撇子以右脑为优势半球，所以在艺术、文学和音乐方面的才能要比一般人高。如果爸爸妈妈要强行改变宝宝的用手习惯，只会得不偿失。

长期使用左手不会阻碍宝宝智力的发育，对其他方面也没有负面作用，爸爸妈妈不用顾忌旁人的眼光，何况这并没有妨碍到别人。

照顾宝宝不能不讲卫生

一般来说，年轻的父母都比较注重宝宝的卫生情况，个别的长辈，如宝宝的外公、外婆、爷爷、奶奶这一辈的老年人都很勤俭节约，有时候就会忽略卫生问题。如食物掉到地上用冷水冲冲就吃，有污迹的水果没有洗干净也让宝宝吃。身为宝宝的父母，要对老人家指出这些行为的害处。

想要宝宝生活在清洁卫生的环境中，首先食物和衣物都必须清洁、干净，饭前便后都必须洗手，避免肠道疾病和寄生虫病；早晚刷牙以保持口腔的清洁，避免口腔疾病；勤洗澡、洗头、剪指甲，避免皮肤病；吃饭时打喷嚏要背对餐桌，流感时少去公共场合，以免病毒感染。爸爸妈妈在教育宝宝养成这些习惯的时候，要学会适当的鼓励，提高宝宝的积极性。

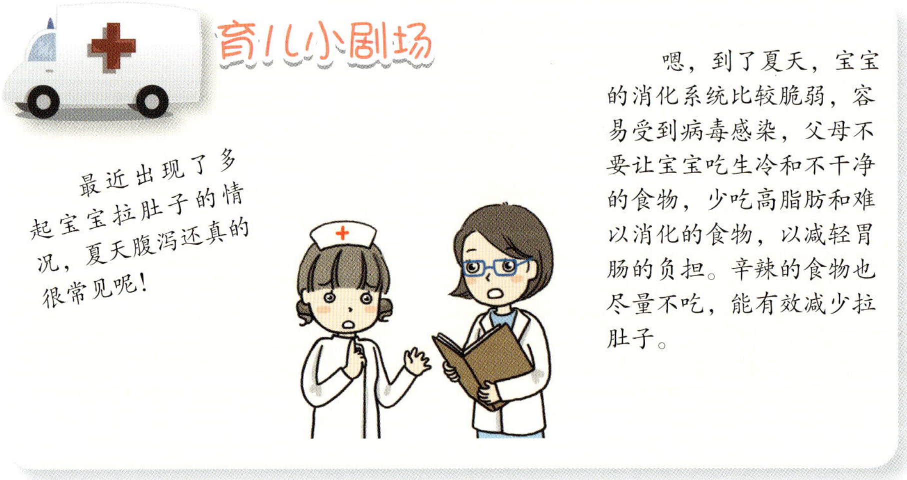
育儿小剧场
最近出现了多起宝宝拉肚子的情况，夏天腹泻还真的很常见呢！
嗯，到了夏天，宝宝的消化系统比较脆弱，容易受到病毒感染，父母不要让宝宝吃生冷和不干净的食物，少吃高脂肪和难以消化的食物，以减轻胃肠的负担。辛辣的食物也尽量不吃，能有效减少拉肚子。

如何保证宝宝外出的安全

天气好的时候要多带宝宝外出活动，这样对宝宝身体十分有利。但是户外天气变化多端，周围环境也很复杂，爸爸妈妈要怎样做才能保证宝宝的安全呢？

宝宝外出不外乎是吃和玩，一定要购买清洁干净的食物给宝宝。如果是夏天自己带食物出去，要考虑食物是否会在高温的环境下变质。要给宝宝涂抹好防晒乳、防蚊液，准备好预防中暑的药品；如果是冬天外出则要做好保暖防寒工作，帽子、手套、围巾、厚外套必不可少，热开水、防风口罩也要准备，但没有特殊情况，冬天最好减少外出。

为了避免宝宝出现意外，活动区域要在安全地带、家长能够看到的地方，最好父母陪着宝宝一起玩，更好把握休息时间。

日常宜忌小贴士

- 宝宝发脾气通常是由家长的娇宠造成的，只要宝宝一发脾气和哭闹就能够达到自己的目的，这种负面情绪就会一直纠正不了，所以爸爸妈妈要通过讲理、疏导或适当的冷处理来对待宝宝的无理取闹。
- 胆小的宝宝生活空间一般都比较窄，接触的人和事很少，因而造成对外界的恐惧。爸爸妈妈应扩大宝宝的生活圈，多结交新的小朋友，培养宝宝自信乐观的个性。
- 长期使用左手不会阻碍宝宝的智力发育，爸爸妈妈不用顾忌旁人的眼光，不应刻意纠正有左撇子倾向的宝宝使用右手。
- 夏天时宝宝的消化系统比较脆弱，容易受病毒感染，父母应注意不要让宝宝吃生冷和不干净的食物，注意卫生。
- 为避免宝宝出现意外，宝宝的活动区域应在安全地带，让家长能够看得到。最好陪着宝宝一起玩，把握好休息时间。

五、语言宜忌

增加宝宝的词汇量

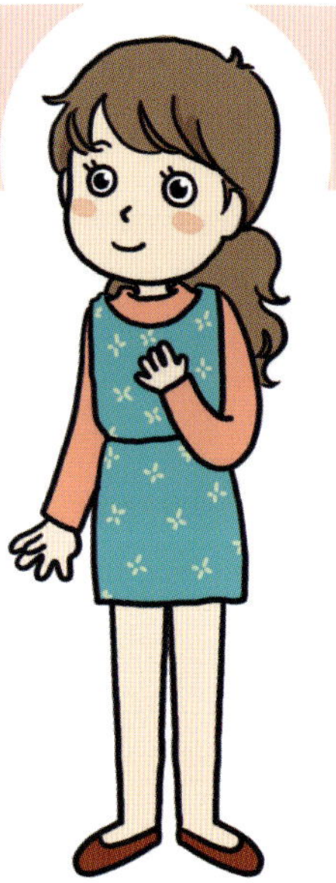

2岁后的宝宝，语言能力表现在对词汇的积累上，他已经能够进行简单的日常对话，但是词汇量还不够，所以求知欲特别强。爸爸妈妈要抓住这一时机多让宝宝接触各种词汇。

宝宝的语言学习最初是在家里进行的，爸爸妈妈的教育方式、教育理念在很大程度上决定着宝宝的语言发展程度。即使宝宝刚开始不会说话也不要放弃培养，让宝宝养成良好的说话习惯是与人交流的基础，增加词汇量是丰富语言表达的方式之一。

宝宝不开口说话，爸爸妈妈不要过于紧张

宝宝在2岁后仍然不会开口说话，爸爸妈妈也不用过于紧张，应该先了解一下宝宝在说话之前应该具备哪些条件，再根据实际情况处理。

1. 听力

“听”是宝宝学说话的先决条件，宝宝长期处在有声的环境中才会有模仿发

音的能力。

2. 发声

发音要靠声带、喉、舌、腭、唇的相互配合才能完成，如果宝宝发声器官有缺陷，就有可能不说话。

3. 说话环境

如果父母忙于上班，家中老人或者保姆很少和宝宝说话沟通，就很容易造成宝宝不会说话的现象。

4. 智力

智力发育缓慢的宝宝在学习语言方面也会相对落后，智力的开发和爸爸妈妈的教育、培养有关，也可能和遗传有关。

5. 口腔缺少运动

宝宝的口腔如果缺乏咀嚼运动的话，会影响后期的发音，出现发音错误。

宝宝的话为何有时大人听不懂

宝宝说话听不懂有两种情况：一种是宝宝口齿不清、表达混乱，让人摸不着头脑；还有一种是因为宝宝在家里时常和父母说简短的语句，意思并没有表达完整。爸爸妈妈能在长期摸索下知道宝宝的意思，但是这样的“暗语”和“断句”却无法让别人明白。

所以，父母听懂宝宝说话后，一定要坚持让他把话说完整，比如宝宝手指着餐桌上的水果说“要”，爸爸妈妈要问他“宝宝要什么”；当宝宝说出要苹果或者香蕉的时候，还要问他“是谁要呢”，直到说出“我要香蕉”之后才拿给宝宝。千万不要帮宝宝把没说完的话补充完整，而且还可以给宝宝提出更多选择，如“你要香蕉还是苹果”。

小叮咛

怎样才能让宝宝吐字清晰

想让宝宝口齿伶俐，必须从小处做起：

1. 让宝宝多吃有利于咀嚼的食物，如花生、核桃、玉米等，不能只吃细的、软的和流质性食物，让宝宝的牙齿和舌头得到充分的锻炼。

2. 教宝宝完整的词汇，不要使用叠音词，如“饭饭”“糖糖”，而是要让他说“米饭”“糖”。

3. 发现宝宝说不清楚的字词要立即纠正，不能任其发展。

不可敷衍宝宝提出的各种问题

宝宝在2岁之后会出现“词饥”的现象，就是对身边的一切都感到好奇，想要

育儿小剧场

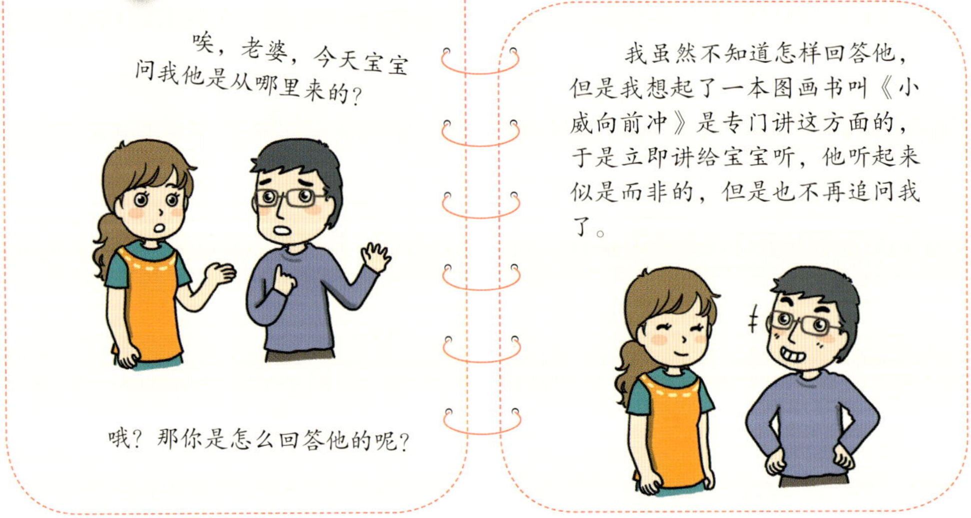
唉，老婆，今天宝宝问我他是从哪里来的？
哦？那你是怎么回答他的呢？
我虽然不知道怎样回答他，但是我想起了一本图画书叫《小威向前冲》是专门讲这方面的，于是立即讲给宝宝听，他听起来似是而非的，但是也不再追问我了。

知道它们叫什么，为什么这样叫。他会整天缠着爸爸妈妈问这儿问那儿，有时候发问毫无逻辑性，但是积极性却很高。

爸爸妈妈对这一时期的宝宝要特别有耐心，认真对待他的发问，做出正确的回答。即使自己不会，可以对宝宝实话实说，然后和宝宝一起通过其他方式来寻找答案，比如上网查、翻阅图书、请教知道的朋友等。千万不要对宝宝的问题随意敷衍，甚至阻止他发问，这样会打击宝宝学习新事物、累积词汇的积极性，对宝宝的心理和将来的学习能力都有很大的负面影响。

有些宝宝出现自闭、自卑的负面情绪，都是由于在求知阶段受到打击造成的，所以爸爸妈妈要时刻准备认真解答宝宝的疑问。

语言宜忌小贴士

● 宝宝在2岁后仍然不会开口说话，爸爸妈妈应先了解宝宝在听力、发声、说话环境、智力、口腔运动等方面是否有问题，再根据实际情况求医治疗。

● 听不懂宝宝说话有两种情况：一是宝宝口齿不清、表达混乱；二是宝宝在家里时常和父母说简短的语句。父母一定要坚持让宝宝把话说完整。

● 锻炼宝宝口齿伶俐的方法：

1. 让宝宝多吃有利于咀嚼的食物，如花生、核桃、玉米等。

2. 教宝宝完整的词汇，注意不要使用叠音词，如“饭饭”“糖糖”，而是要让他说“米饭”“糖”。

3. 发现宝宝说不清楚的字词应立即纠正，不能任其发展。

● 宝宝在2岁后会出现“词饥”现象，对身边的一切都感到好奇，想要知道它们叫什么，为什么这样叫。他会整天缠着爸爸妈妈问这儿问那儿，有时候发问毫无逻辑性，积极性却很高。爸爸妈妈对这一时期的宝宝要特别有耐心、不能敷衍，认真对待他的发问，做出正确的回答。自己如果不懂，可以对宝宝实话实说，和宝宝一起查找答案。

六、认知宜忌

逐步提升宝宝的认知能力

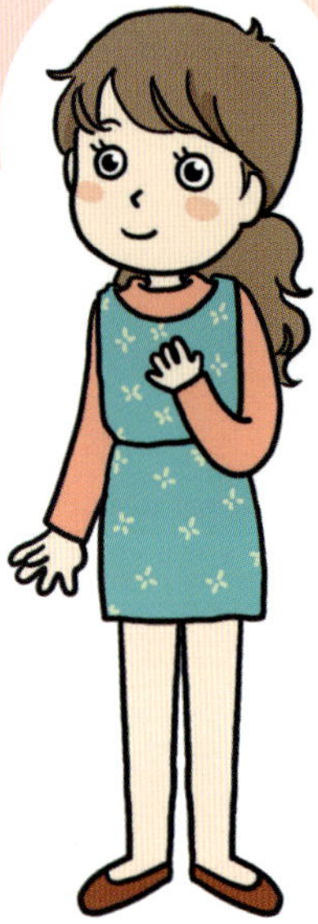

2岁左右的宝宝有一定的认知能力，也对身边的一切感到好奇，父母要抓住这个时机让宝宝认识更多的东西，进一步提高他的认知能力。

在宝宝的眼里，事物都是由各种颜色、形状、大小不一的形体组成的，但是具体怎样区分却不了解，爸爸妈妈的任务是通过一一观察和比较生活中的实物，教会他这些概念。许多有关认识颜色、趣味数学等方面的图画书能教给宝宝这些知识。

教宝宝分辨大小与多少

宝宝在2岁左右时，可以教他分辨形状的大小，这里要引用一个非常重要的概念：数学。

如果一个孩子不能分辨什么是小的、中的和大的，那么他就不能在1、3、5之间分辨。“大和小”“多和少”是两个相对的概念，是通过比较得出的，要让宝宝学会分辨它们。可以在家里做游戏，比如用一个大盒子和一个小盒子来比较谁大、谁小，或者用数数的方式来分辨两堆豆子，哪个多、哪个少。

育儿小剧场

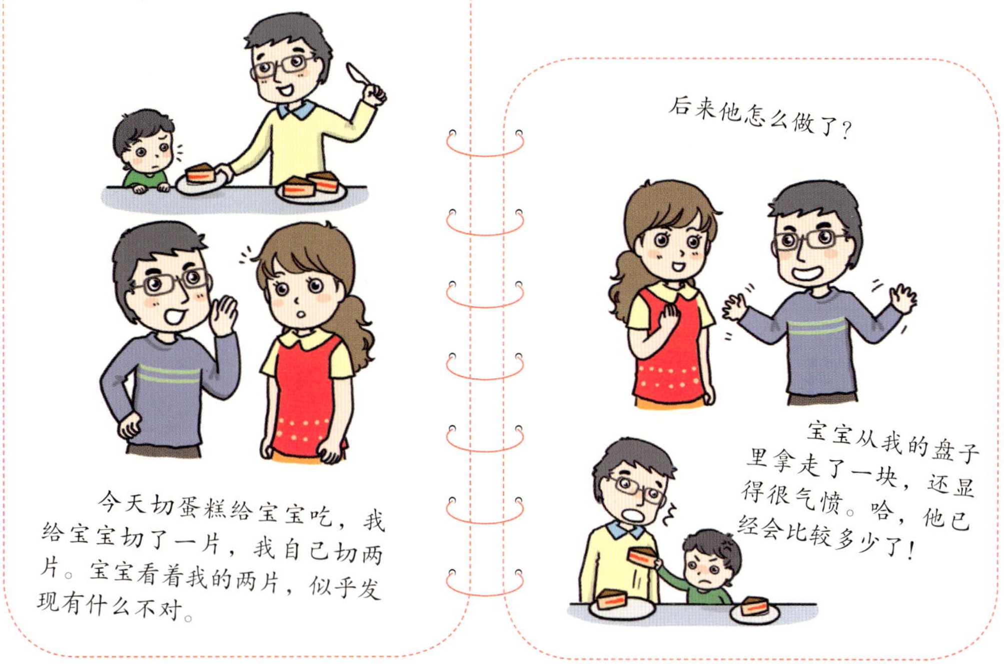
今天切蛋糕给宝宝吃，我给宝宝切了一片，我自己切两片。宝宝看着我的两片，似乎发现有什么不对。
后来他怎么做了？
宝宝从我的盘子里拿走了一块，还显得很气愤。哈，他已经会比较多少了！

在宝宝的日常生活中，有很多可以拿来比较的东西，如宝宝的体型和父母的体型比起来，他小，父母大；宝宝穿的衣服和父母的比起来，他的小，父母的大；宝宝用的碗、汤匙跟父母比起来，他的小，父母的大。

区分多和少最开始要用数数的方式来解决，爸爸妈妈可以教宝宝3以内的数字，告诉他数值的大与小，再学习数数，自己来分辨哪个多、哪个少。

耐心教会宝宝数数

很多家长在教宝宝数数的时候发现，宝宝只是把数字的顺序背下来了，但是数字具体是什么意思并不明白。有时候数到6时，父母问一句，现在是几呀？回答却是3，可见宝宝并没有搞清楚这些数字真正的含义。

用生活中的事物来教宝宝数数很有效果，当宝宝学会背诵数字的顺序之后，就要对宝宝进行点数训练，比如吃饼干的时候一块一块地给，宝宝每要一块都问他这是第几块，最后让宝宝说自己一共吃了几块。

很多针对幼儿阶段数学学习的图画书，也可以帮助宝宝学习数数，图画书上图文并茂，有很多可爱的小动物、小孩子和有趣的故事，能引起宝宝的兴趣，在不知不觉中完成对数数的学习。

教宝宝认识颜色与季节

教宝宝认识颜色宜从认识身边的事物开始，而且要从简单的单色认起，比如要认识红色，爸爸妈妈用红苹果的颜色作为原型，要宝宝对比找出家里其他的红色物品，如红花、红衣服、红袜子、红玩偶、红积木等。不仅认识颜色，还要训练宝宝的观察力与动手能力。另外，通过涂水彩原料来认识色彩的变化，通过红黄蓝三原色的互相重叠，会出现很多种颜色，让宝宝认识到它们之间的变化对色彩认知有很大的帮助。

宝宝熟悉单个颜色之后，再教他认识两三种拼在一起的颜色。在日常的对话中也可以提示宝宝，你想要什么颜色的，重复宝宝对颜色的认识。

一年四季感受最明显的应该是温度和衣着的变化。要让宝宝认识季节，先让他了解春夏秋冬四季的顺序，然后讲解每个季节的衣着、天气状况有什么不同。拿出宝宝的相册，找出每个季节拍摄的照片，让宝宝来指出哪一张是在什么季节拍摄的。

认知宜忌小贴士

- 当宝宝2岁左右时，要教他分辨形状的大和小、数量的多和少，可以通过实物比较和数数等方法。
- 许多宝宝数数时只是把顺序背下来了，但数字的具体意义并不理解。家长要用生活中的事物来教宝宝数数。还可以买针对幼儿阶段的数学图画书，帮助宝宝学习数数。

七、运动宜忌

锻炼促进宝宝的协调能力

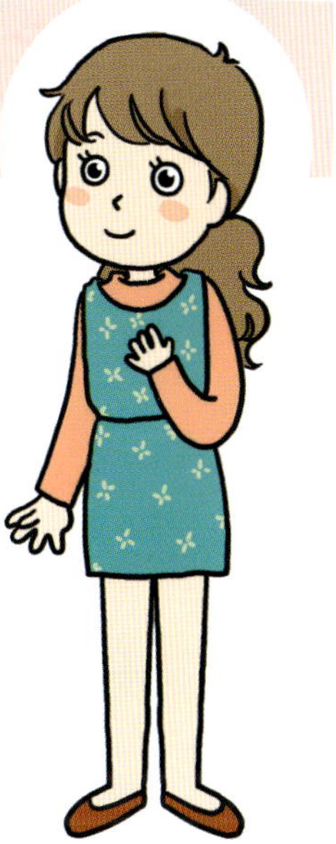

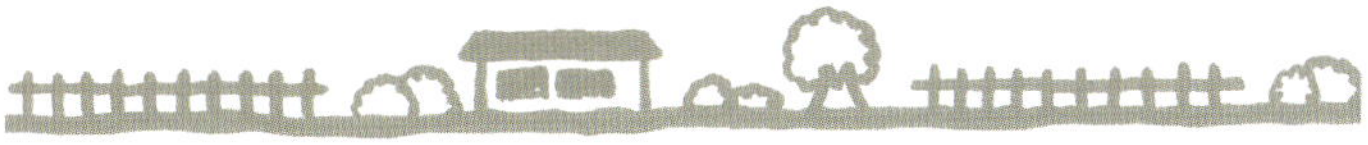

2岁～2岁半的宝宝已经到了跑跑跳跳的年龄，只要身体各方面的营养充足，宝宝在这一时期的身体动作会更协调，运动神经也会得到很好的发育。

这一时期对宝宝的运动要求是训练宝宝眼与手的协调及配合能力、上肢与下肢的协作能力、低坡度的攀爬能力以及耐力和爆发力等。调查显示，喜爱运动的宝宝性格容易变得开朗，良好的身体素质对一生都有很大的帮助，爸爸妈妈千万不要忽略宝宝的身体锻炼。

多陪宝宝练习抛球与接球

为训练宝宝的手掌抓握能力以及眼、脑、手的协调能力，不妨帮宝宝准备一个直径和手掌差不多大的软皮球，在家里练习以下动作：

1. 爸爸妈妈和宝宝相对劈腿而坐，爸爸妈妈把球滚向宝宝，再让宝宝把它滚回来，这一过程速度较慢。

2. 在户外的空地上，爸爸妈妈把手上的皮球轻轻抛到地上，让宝宝等皮球在地上弹起来之后再跑过去将它接住，再抛回来。

3. 在户外的草地上，爸爸妈妈和宝宝相对而站，高高抛起皮球，让宝宝尝试去接，测试距离由近到远，运动量逐渐增加。

为增加宝宝运动的积极性和趣味性，可以让宝宝和宠物狗玩，宝宝抛出皮球，小狗很快冲出去捡回来，宝宝再抛出去，这样也可以达到锻炼的目的。

教宝宝练习翻越障碍物

训练宝宝越过障碍物，有助于刺激宝宝脑部的发育，确立方向感、空间感，还能锻炼他沉着冷静的处事方式，培养坚毅的性格。

障碍训练分为横向障碍和竖向障碍训练。横向障碍训练最好在户外进行，比如有些公园的路边有许多高低不平的石墩，让宝宝学会跨过这些石墩，或者踏上去再跳下来。爸爸妈妈掌握一下运动量，宝宝累了就休息一下。

竖向障碍训练，可以带宝宝爬一些低缓的山坡，让宝宝踩着石头、抓着小草或者树根往上爬。这样可以训练宝宝坚韧的意志力，让四肢更灵活，肌肉更结实。还有一种针对幼儿的攀岩游戏，宝宝身上绑着安全带在塑料“山岩”上攀爬，能够训练宝宝的勇敢和四肢的灵活度。不过在进行户外锻炼的时候一定要注意，及时补充水分和营养点心，让宝宝体力更充足。

利用物品教宝宝钻洞

钻洞游戏能够训练宝宝四肢协作，手肘与膝盖关节的活动。在家里练习钻洞有很多方法：让宝宝从饭桌的一头钻到另一头，注意不要磕着头部；打开装电器的包装纸盒，让宝宝从两头钻过；还可以让大人弓着身子呈拱桥型列成一排，让宝宝穿过，每过一个“洞”就说一句赞扬宝宝的话，增加宝宝的兴致。

在游乐园和小区游乐场里也有提供给宝宝钻洞的设施，比如小滑梯，两边是小台阶和滑梯，中间是一截通道，这种游乐的组合设置也会提高宝宝的兴趣。

还有一种长长的流线型通道，里面比较黑，让宝宝和几个同龄人手拉手进去，再互相协助走出来，能够帮助宝宝克服对黑暗的恐惧，还能和其他宝宝建立起友好的合作关系。

育儿小剧场

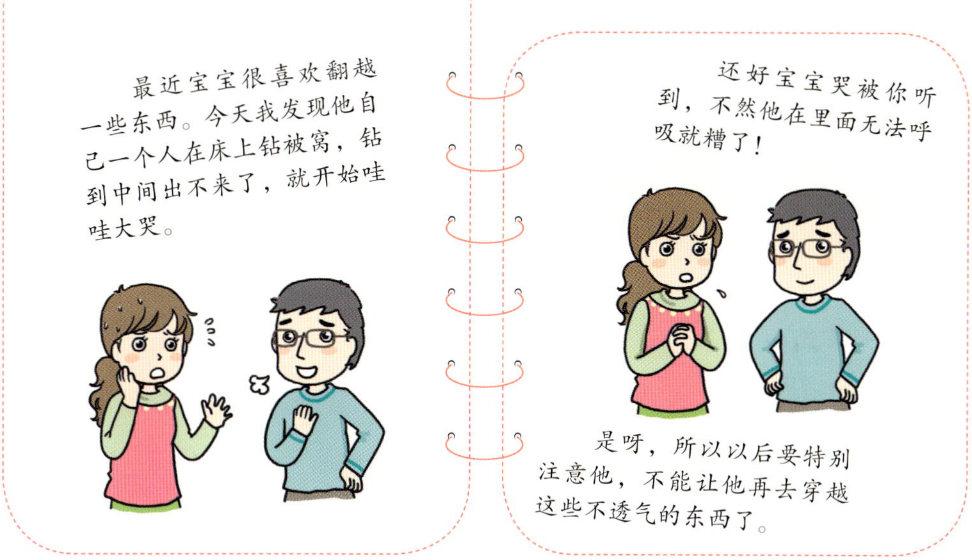
最近宝宝很喜欢翻越一些东西。今天我发现他自己一个人在床上钻被窝，钻到中间出不来了，就开始哇哇大哭。
还好宝宝哭被你听到，不然他在里面无法呼吸就糟了！
是呀，所以以后要特别注意他，不能让他再去穿越这些不透气的东西了。

小叮咛

有趣的“钻洞”游戏

让宝宝与小朋友们一起玩“城门城门几丈高”的游戏吧。

1. 孩子们分成两个小组，一组站成两条并行线，面对面的两个伙伴向上举起双手握在一起，形成一个长长的“城门”。

2. 另一部分排成一列，互相拉着衣角来钻“城门”。

3. 游戏开始时，大家都唱道：“城门城门几丈高，三十六丈高，骑大马，带把刀，走进城门滑一跤。”当说到“滑一跤”的时候，当“城门”的孩子迅速把手放下，套住正在钻“城门”的人。

4. 被套住就意味着失败，要排到后面当“城门”，直到最后一个孩子被套住，游戏才结束。

多鼓励宝宝练习跳远

跳远能训练宝宝腿部的弹跳力、身体的协调能力，还能够促进宝宝骨骼的发育，在冬天达到热身、保暖的作用。

学习跳远之前，应该让宝宝练习原地上下跳，训练腿部的弹跳力和跳起后身体的平衡能力。再教宝宝手臂和双腿的配合动作，双手自然甩臂、双腿微屈，身体微微向前倾，调整好身体的重心。在跳跃的一瞬间，双臂奋力地向后摆，双腿并拢腾空，尽量让自己的身体舒展，才能跳得更远。

不要让宝宝在硬石板路上练习跳远，最好在沙地或者操场的塑胶场地上练习，以免落地时伤到双腿。要让宝宝学习落地后向前屈身，避免后脑勺着地。有的宝宝缺乏平衡感，向后摔倒的时候感觉不到方向，才会使脑袋着地，这是非常危险的。宝宝的跳远训练应该和平衡感训练同步，才能全方位地保护身体安全。

运动宜忌小贴士

- 抛接球练习，可以训练宝宝的手掌抓握能力，以及眼、脑、手的协调能力，家长应抽出时间陪孩子一起玩球。
- 训练宝宝越过障碍物，对宝宝益处多多，爸爸妈妈在训练的过程中应掌握一下运动量，注意安全。
- 钻洞游戏，可以在室内与室外玩，家长与宝宝一起，或者宝宝与其他小朋友一起玩。
- 跳远可以训练宝宝腿部的弹跳能力、身体协调能力。家长应多指导宝宝练习跳远，最好在沙地或者操场的塑胶地上练习，以免落地时伤到双腿。

八、手工宜忌

让你的宝宝拥有一双巧手

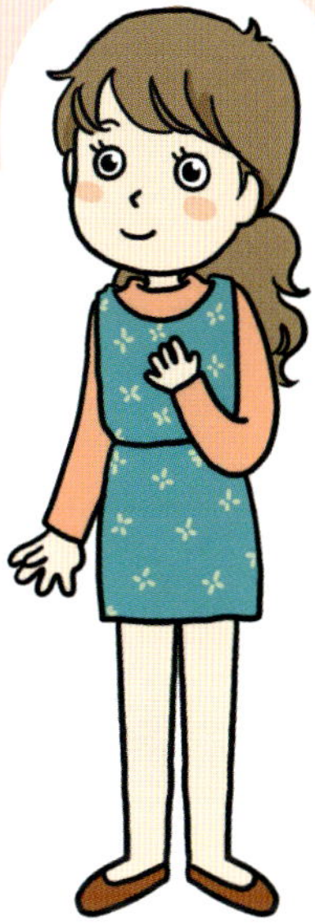

2岁～2岁半宝宝，手指灵活度已经很强，可开始培养宝宝手指活动与大脑思维的和谐统一，激发宝宝的创造力。

许多幼儿玩具能够寓教于乐，既训练手指、手臂的灵活性，也开发智力。爸爸妈妈应当利用这些玩具，让宝宝的双手变得灵活。

教宝宝拼砌乐高玩具

乐高是世界著名的儿童益智玩具，来自丹麦，伴随无数儿童的成长。它倡导学习和玩耍要同时进行的理念，把儿童的智力开发和玩耍有机结合起来。

针对1～3岁宝宝的乐高玩具是“乐高大厦”系列，它是一种大型积木，比普通的乐高多乐砖要多8倍，由较软的合成塑料制成，安全无毒，大小合适。除了建筑物，宝宝还可以按照图纸来拼各种汽车、机器人、船舶、军人等，或者按照自己的想象来拼各种模型。

乐高玩具是专为儿童开发的，它能够培养宝宝眼睛和手的协调能力、激发想象力、促进智力发展，也考验宝宝的体力。不仅如此，乐高玩具拆卸、清洗

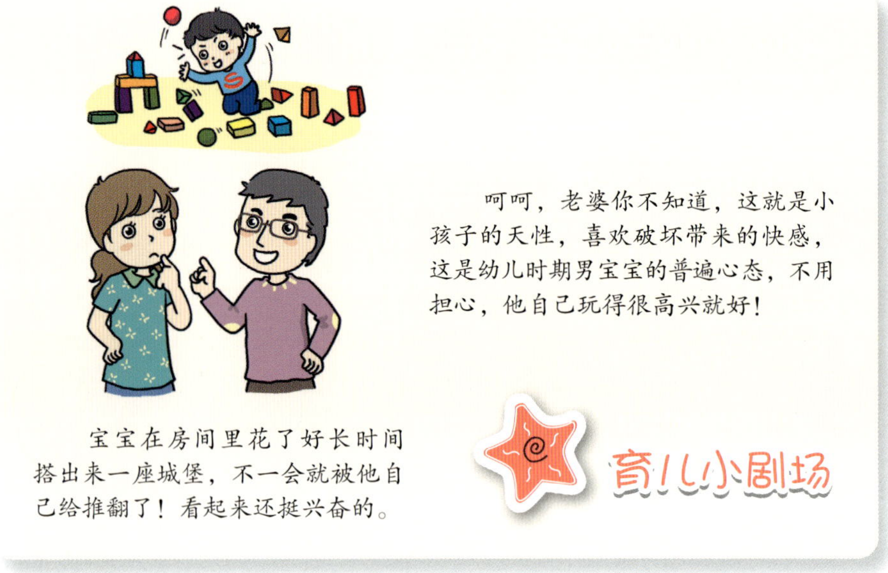
呵呵，老婆你不知道，这就是小孩子的天性，喜欢破坏带来的快感，这是幼儿时期男宝宝的普遍心态，不用担心，他自己玩得很高兴就好！
宝宝在房间里花了好长时间搭出来一座城堡，不一会就被他自己给推翻了！看起来还挺兴奋的。
育儿小剧场

方便，趣味性强。有了这一玩具，宝宝可以专注地玩较长一段时间。除了乐高玩具，其他拼堆玩具，如多米诺骨牌，也能够培养宝宝的专注力、手脑配合能力，非常有益于开发宝宝的智力。

多跟宝宝一起玩积木

积木是宝宝童年中不可缺少的玩具，在宝宝的世界里，积木可以搭建现实生活中所有的场景和人物，能够建立起自己的小小王国。积木对激发宝宝的创造力、想象力有非常大的作用，同时也让宝宝逐渐确立个人意识，对自己与外界的联系有了初步的认识。

积木一般都有图纸，宝宝初次玩耍的时候，还不清楚长方体、正方体、圆柱体、圆锥体、半球形等形状积木的特点。爸爸妈妈可以在旁边给予适当的指点，但要尽量多让宝宝自己去琢磨和尝试。宝宝“创作”的时候，爸爸妈妈要和宝宝做简单的交流，帮助宝宝搭建一些难度较高的部分。

宝宝的“创作”一般都是从模仿开始，平时多教宝宝观察生活里的各种房子、汽车、家具等物体的构造，学习将复杂的形体区分成几个简单的形体。

让宝宝挥舞小画笔

2岁半左右的宝宝动手能力进一步加强，在增强对色彩的认知之后，画画的兴趣也强烈起来，喜欢模仿着画一些简单的图案和线条，感受色彩与形状的魅力。

宝宝对画画的热爱就像图画书《阿罗有枝彩色笔》里的阿罗，要用自己的笔画出一个丰富多彩的世界，爸爸妈妈要充分满足宝宝的需要，让他随意发挥自己的想象力来涂鸦，不管画了什么，都要鼓励和表扬，以增强宝宝的兴趣与自豪感。

家中可以准备小黑板、图画纸、蜡笔等绘画工具，让宝宝学习画画。宝宝要是有完成的作品，还可以制成画框或者相夹摆在家里。对于有画画天分的宝宝，爸爸妈妈要多让宝宝见识新奇的事物，多和大自然接触。让宝宝感受山、水、鸟、虫等一切自然景物。这些景物的外形和色彩对于激发宝宝的绘画天分有很大的帮助。

小叮咛

适合2岁半宝宝的画画工具

1. 蜡笔

蜡笔容易握在手里，线条粗细也合适，适合宝宝在纸上涂鸦。

2. 油画棒

油画棒的色彩更鲜艳，质地更均匀，色彩有复古的感觉。

3. 水彩笔

水彩笔的笔尖比较细，适合画一些简笔画，为图画上色等。

4. 粉笔

粉笔成本低，可以在户外的地上、石头上画画，但要注意粉尘污染，用过后要洗手。

5. 彩色铅笔

彩色铅笔笔触更加细腻，笔芯颜色较淡，适合有一定绘画基础的宝宝。

手工宜忌小贴士

● 应让宝宝多玩乐高拼装玩具、多米诺骨牌玩具，培养宝宝眼睛和手的协调能力，激发想象力，促进智力发展。

● 积木是宝宝童年不可缺少的玩具，在宝宝的世界里，积木可以搭建现实生活中所有的场景和人物，建立起他自己的小小王国。这对激发宝宝的创造力、想象力有非常大的作用。

● 2岁半左右的宝宝动手能力进一步增强，对画画的兴趣更加强烈起来，会模仿着画一些简单的图案和线条。家中可以准备小黑板、图画纸、蜡笔等绘画工具，让宝宝学习画画。宝宝要是有完成的作品，还可以制成画框或者相夹摆在家里。对于有画画天分的宝宝，爸爸妈妈要多让宝宝见识新奇的事物，多和大自然接触。

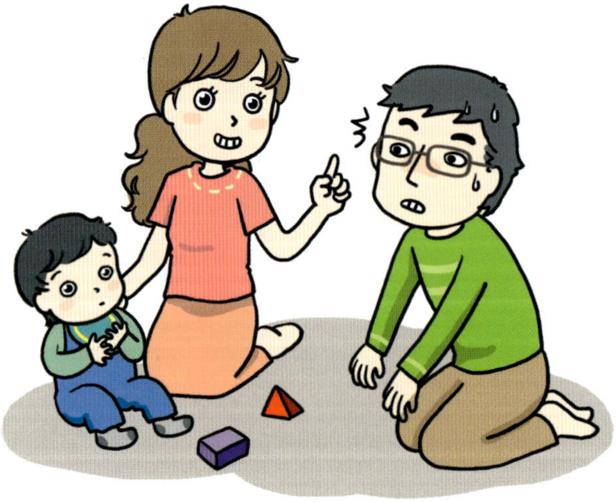

九、音乐培养

如何让宝宝接受音乐熏陶

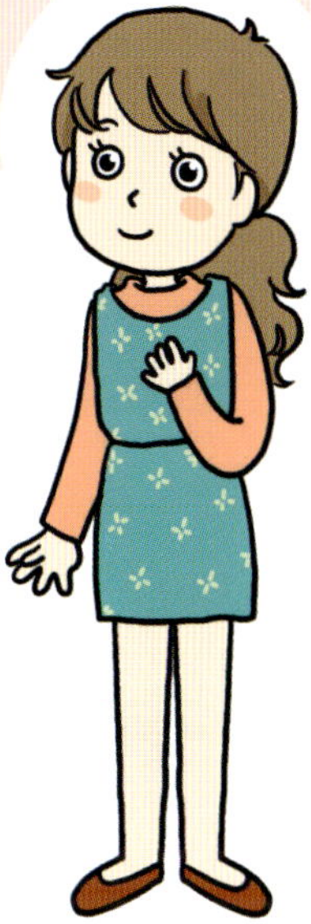

音乐是国际通用的语言，能够陶冶人的情操，保持愉快轻松的心情。良好的音乐素养可以激发宝宝的艺术天分。

2岁～2岁半的宝宝需要音乐来丰富生活，增加乐趣，音乐不仅能影响宝宝的个性、情绪，还能让宝宝结识更多的朋友，留下童年的美好回忆。具有音乐天分的宝宝还可以提早激发音乐潜能。

教宝宝唱歌应循序渐进

幼儿学习唱歌之前应学会唱童谣。童谣不仅能够帮助宝宝练习吐字，还能培养一定的节奏感。爸爸妈妈一边拍手打拍子，一边和宝宝一起念童谣，这是唱歌之前的训练。

2岁左右的宝宝音域很窄，唱歌发音在5～6个音阶之内，习惯一字一音，所以在歌曲的选择上，只能教宝宝唱幼儿歌曲，流行歌曲不适合宝宝。如果教成人的流行歌曲，宝宝唱不出一些音就会自己变调，长期下来就会养成走音的习惯。

想让宝宝唱歌好听，必须要先学好说话。有些宝宝习惯了听方言，唱歌的时

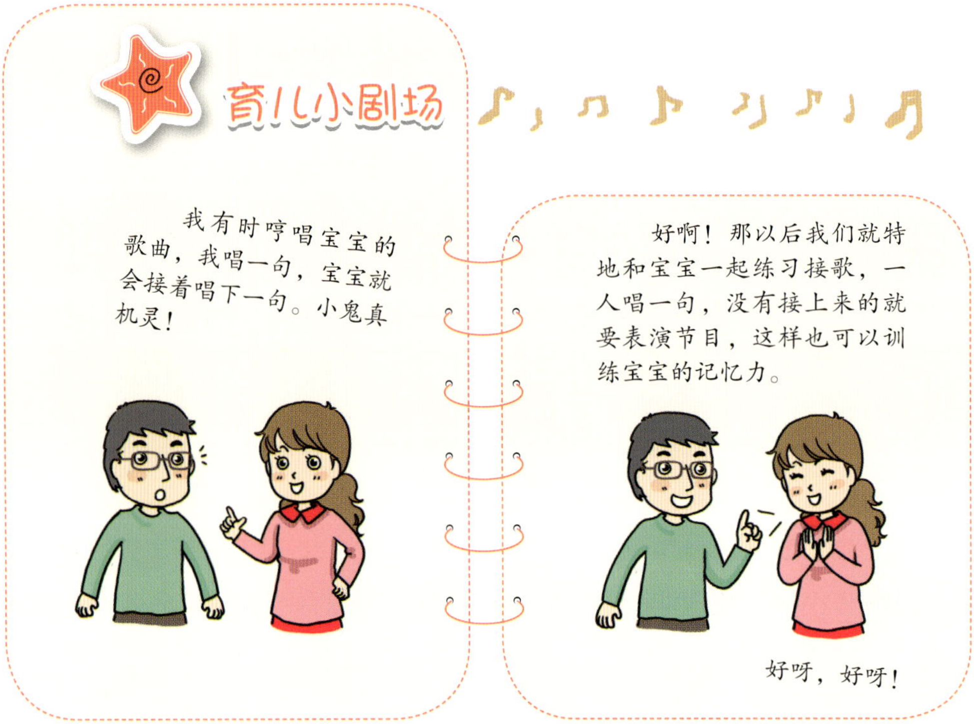
育儿小剧场
我有时哼唱宝宝的歌曲，我唱一句，宝宝就会接着唱下一句。小鬼真机灵！
好啊！那以后我们就特地和宝宝一起练习接歌，一人唱一句，没有接上来的就要表演节目，这样也可以训练宝宝的记忆力。
好呀，好呀！

候会不自觉地带着方言口音，不好听；要让宝宝吐字清楚，可以先教他一些顺口溜、绕口令之类的发音训练游戏，熟悉之后对宝宝唱歌、发音、吐字将有很大的帮助。

宝宝练习唱歌，心情会变得愉悦，对发音吐字也有很好的练习作用。爸爸妈妈可以像读书一样，每天找个时间和宝宝一起练习唱歌，培养亲子关系。

应当与宝宝一起欣赏哪些音乐

爸爸妈妈和宝宝在一起时，欣赏音乐不用太挑剔，只要节奏不是太快，歌词和曲调不要太激进就好。不同的音乐有不同的内涵和感觉，要给宝宝多方位、全面的音乐培养。

儿童音乐：这是宝宝最容易接受的音乐，节奏跳跃、快活，符合宝宝的心理特点。

古典音乐：主要是为了培养宝宝的艺术气质，熟悉多种乐器，不管是抒情或悠扬的曲调，为宝宝学习古典舞蹈打基础。

乡村音乐：乡村音乐大都是表现美好的乡村生活的歌曲，充满乡愁与怀旧的情感，让宝宝欣赏可以培养他热爱家乡、珍惜亲情的情怀。

中外民歌：民歌和乡村音乐有相似的地方，多是歌颂美好的山水河川、可爱的家乡和亲人，还包含当地的风土民情，能让宝宝领略不同国度的风情。

最好不要给宝宝听成人的流行音乐，这些歌曲多表现男女爱情，曲调简单通俗，缺乏美感与艺术感染力。

让宝宝跟着音乐一起律动

完整的音乐欣赏是眼、耳、身、脑的综合体验。其中身体的体验称为律动，它是宝宝学习音乐的重要途径之一。

音乐律动和舞蹈不同，它不是模仿动作，也不用注重身体的姿势和舞台装扮，而是要用轻松自在的肢体语言来表现音乐，这对培养宝宝的音乐敏感度有很大帮助。

让宝宝感受音乐的律动可以用以下方法：

1. 音调

爸爸妈妈跟随着音乐的音调挥动双手。音调高时，手势高；音调低时，手势低。

2. 音响强度

让宝宝像指挥家一样，音乐强劲时，用力挥动胳膊；音乐轻柔时，缓慢地挥动胳膊。

3. 音色

让宝宝用身体的不同部位来表示不同的演奏乐器，每当听到明显的某种乐器声时，就把手移到相对应的位置上。

4. 休止

音乐响起时，宝宝四处走动、跳跃；当音乐中间休止时，让宝宝立即站定。

5. 旋律

听音乐时，让宝宝手中挥舞着一条彩色的纱巾，让他感受到音乐的丰富多彩和美丽。

音乐培养小贴士

- 先教宝宝学会唱童谣，爸爸妈妈可以一边拍手打拍子，一边和宝宝一起念童谣。想让宝宝吐字清楚，可以先教他一些顺口溜、绕口令之类的训练发音游戏。每天找个时间和宝宝一起练习唱歌，培养亲子关系。
- 爸爸妈妈和宝宝在一起欣赏音乐时，尽量选择儿童音乐、古典音乐、乡村音乐和中外民歌，最好不要给宝宝听成人的流行音乐。
- 音乐律动和舞蹈不同，要用轻松自在的肢体语言来表现音乐，这对培养宝宝的音乐敏感度有很大帮助。可以从音调、音响强度、音色、休止、旋律等方面训练宝宝。

第四章

2岁半～3岁宝宝的育儿宜忌

2岁半以后的宝宝，语言、艺术天分开始显现出来，对音乐、美术等方面的偏好也很明显，父母可以趁机加强对宝宝的专业训练。宝宝在这一时期能够准确地表达自己的愿望，有一定的判断能力，自我的意识也在加强，逐渐进入幼儿园的准备阶段。

一、饮食宜忌

帮助宝宝养成良好的饮食习惯

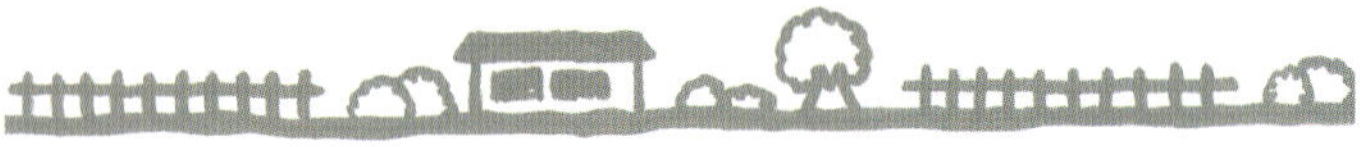

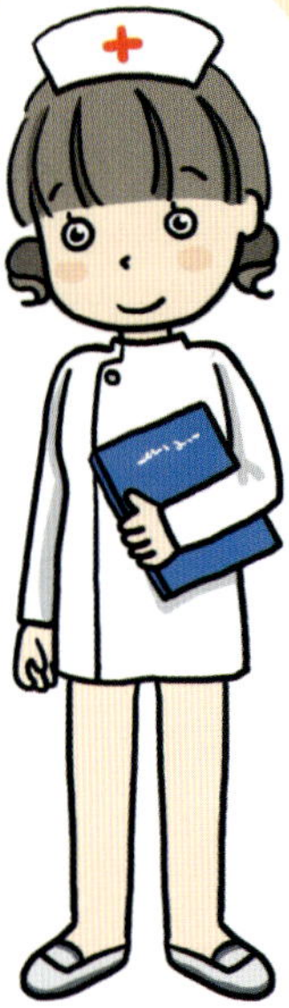

2岁半之后的宝宝食物选择开始多样化，生长所需的营养素也在增加，爸爸妈妈要严格把关食物的质量，才能让宝宝吃得健康，快乐成长。

宝宝在3岁左右就会养成影响一生的习惯，爸爸妈妈在这个时候对宝宝饮食习惯的养成要多加小心，让宝宝逐渐养成良好的饮食习惯。

日常饮食中一些小细节，稍不注意，就会对身体造成伤害，爸爸妈妈在照顾宝宝的时候应适当咨询医生，确立科学的饮食方法。这一时期的宝宝对满足生长发育所需的各种矿物质、维生素的需求量有所增加，需要通过合理有效的方式来摄取。

应关注哪些方面的食品安全

饮食健康是宝宝健康成长的必要条件，生活中有许多值得注意的地方，爸爸妈妈一定要重视。

餐具健康：有些不合格的餐具里含铅比较多，宝宝使用之后会引起铅中毒，所以爸爸妈妈一定要帮宝宝选择安全环保的餐具，而且要尽量减少在外面餐厅吃饭的几率。

少吃零食：宝宝喜欢的零食里面一般都含有防腐剂、人工色素、咖啡因等有害物质，奶油、油炸食品还含有过高的脂肪和热量，有的糖分和盐分都含量超标，长期食用会让宝宝食欲下降，食不知味，不利于宝宝的成长。

进食安全：不要给宝宝吃有外壳的瓜子、花生、坚果等，宝宝不会磕这些外壳坚硬的食物，很可能划破嘴巴或者卡住喉咙。在吃鱼、螃蟹等有刺和硬壳的食物时也要注意，要帮助宝宝去掉这些食物的外壳。

食物中毒：父母要保证食物的新鲜，买回的蔬菜水果要清洗干净，避免农药残留。没吃完的饭菜要及时放进冰箱保存。

饮水不当：水能调节人体的新陈代谢和体温，它参与了人体大部分的生理过程，给宝宝补充水分就如同给宝宝补充各种营养。2岁半～3岁的宝宝每天要喝150毫升的水，日常的饮用水应以温开水为主。

小叮咛

宝宝食物中毒该怎么办

宝宝吃完食物后，短时间内出现恶心、呕吐、腹泻等症状，说明宝宝有可能是食物中毒，需要采取以下紧急措施：

1. 让宝宝喝下大量的温水，冲淡食物浓度。

2. 利用手指刺激宝宝的咽喉壁，让宝宝吐出食物。

3. 联系医生，进一步观察治疗。

让宝宝明目的营养素从何而来

要保护宝宝的视力，各种营养素都不可缺少，充足的营养可以减缓视觉疲劳，母乳中的DHA可预防近视，而其他营养素也必不可少。

1. 蛋白质是视力发育的基础。眼睛的正常功能、组织的更新都需要蛋白质，否则就会引起眼睛的功能衰退、视力下降，引发各种眼疾。蛋白质可以从肉类、奶类、蛋类等食物中摄取。

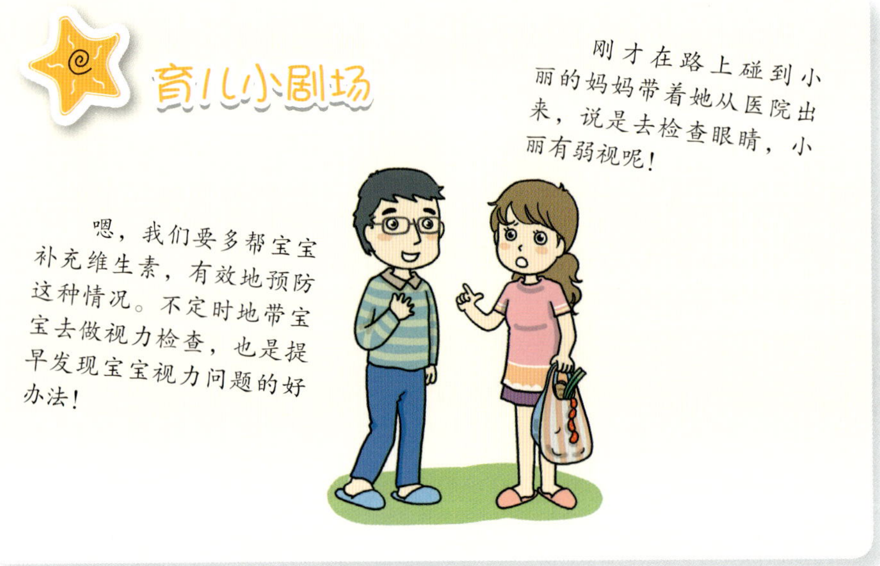
育儿小剧场
刚才在路上碰到小丽的妈妈带着她从医院出来，说是去检查眼睛，小丽有弱视呢！
嗯，我们要多帮宝宝补充维生素，有效地预防这种情况。不定时地带宝宝去做视力检查，也是提早发现宝宝视力问题的好办法！

2. 维生素A能够维护视觉的正常，对保护视力有关键的作用。它主要包含在动物的肝脏、奶类、蛋类以及富含β-胡萝卜素的蔬菜与水果中。

3. 维生素B_1是视觉神经营养素，缺乏时会产生眼疲劳。小麦、豆类等粗粮中富含维生素B_1，动物的内脏、瘦肉、坚果中也含有丰富的维生素B_1。

爸爸妈妈千万不要让宝宝挑食，缺乏这些营养素，宝宝很容易近视，对将来的工作学习产生不良影响。

宝宝体重超标该怎么办

正常情况下，2岁半男宝宝的体重在11~15公斤，3岁男宝宝的体重是13~17公斤；2岁半女宝宝的体重在10~14公斤，3岁女宝宝的体重是12~16公斤。如果宝宝超过了标准体重，就说明有些肥胖了。

宝宝肥胖主要有两个原因：一种是单纯性肥胖，由于宝宝吃多不运动所造成；另一种是病理性肥胖，由一些先天性疾病、内分泌等疾病所造成。如果是单纯性肥胖则需要适当地让宝宝运动，养成良好的饮食习惯，只要长期坚持合理的进食和运动，体重自然能够降下来。后一种肥胖，则需要专家医师的诊治。

治疗肥胖最好不要用药物治疗，这会影响宝宝的食欲，除非是只能用药物治疗。爸爸妈妈要调整宝宝的饮食，少吃油腻、脂肪含量高、热量高的食物，饭后半小时要做适量的运动。

宝宝的减肥运动最好都是健康的有氧运动，最常见的是爬楼梯，每天锻炼半小时，一天1~2次，速度由慢到快，时间也可以缓慢延长，但是要注意不能在运动后大量进食，保持和平常差不多的饭量，或者只能多一点点，才有减肥的效果。

不宜给宝宝吃汤泡饭

有的妈妈认为，给宝宝吃汤泡饭能够促进宝宝的食欲、促进消化，其实不然。

汤会冲淡宝宝口中的唾液、冲散食物，使食物不能成团，降低唾液淀粉酶的作用。食物最好经由咀嚼，与唾液一起吞下，这样才能在食物团中发挥唾液淀粉酶的作用，让食物自然分解，促进消化和吸收。

汤泡饭会让宝宝减少咀嚼的次数，甚至囫囵吞下，“食之无味”。舌头上的味觉神经没有刺激，胃和胰脏产生的消化液不多，这样会加大胃的工作量，也不利于肠胃的吸收，长久下来会让宝宝感到腹胀、腹痛。

汤泡饭还会减少宝宝的食量，因为汤会把饭泡大，让宝宝很快就感到吃饱了，但实际上食物摄取量并不够，继而造成各种营养素的缺乏。长期食用泡饭，不仅妨碍胃肠的消化吸收功能，还会使咀嚼功能减退，让咀嚼肌萎缩，严重的还会影响长大后的脸形。

蔬菜是饮食中必不可少的

蔬菜富含各种维生素和对宝宝生长有利的矿物质来源，能够抵抗因为吃肉产生的酸性反应，中和胃酸，对于宝宝的发育有着非常重要的作用。简单地归纳起来，蔬菜的营养作用有以下几种：

1.补充丰富的维生素

在所有的食物中，只有蔬菜和水果含有维生素A和β-胡萝卜素，能够保护宝

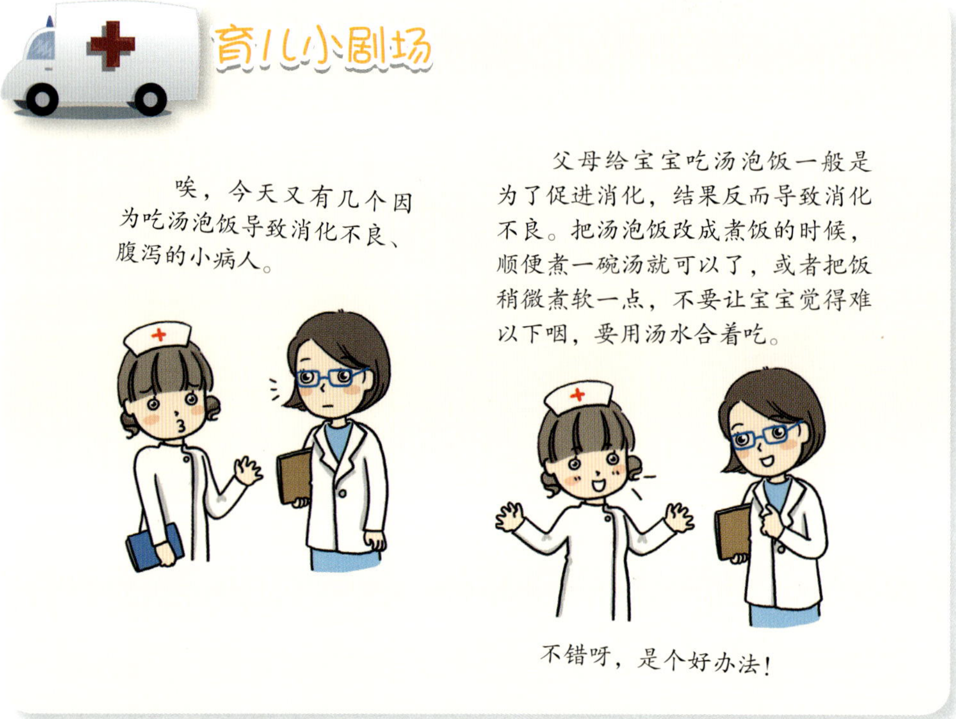

宝的视力，预防干眼病和夜盲症。

2.补充丰富的矿物质

蔬菜中的钙、铁等矿物质能够帮助宝宝骨骼和牙齿的发育，促进血红素的合成，预防宝宝食欲低下、贫血。

3.提高蛋白质的吸收

如果宝宝只喜欢吃肉类食物，那么蛋白质的吸收就会不理想。如果宝宝在吃肉的同时也能多吃蔬菜，能够吸收87%的肉类蛋白质，那么相比只吃肉的情况，蛋白质摄入量高出了20%。

4.促进宝宝的食欲

许多蔬菜都有独特的香气，如葱、姜、蒜，做菜的时候保留这种蔬菜本身的味道，能够大大提高宝宝的食欲，也更有利于营养的吸收。

另外，蔬菜的营养价值与蔬菜的颜色密切相关，颜色愈深营养价值愈高，排列顺序依次是：绿色的蔬菜、黄色和红色的蔬菜、白色的蔬菜。

小叮咛

什么时候给宝宝饮水

爸爸妈妈要让宝宝养成随时喝水的好习惯。在炎热的夏季，每隔半个小时就要让宝宝喝一点水，维持体内水分的平衡，还要注意掌握好正确的喝水时间。

宜喝水时间：睡前2小时；起床后半小时；游戏玩耍的间歇；饭前2小时；饭后1小时。

不宜喝水时间：饭前和饭后半小时；吃饭时；睡前1小时。

饮食宜忌小贴士

- 应保证宝宝的餐具卫生，少给宝宝吃带壳的瓜子、坚果等，宝宝不会磕这些外壳坚硬的食物；在吃鱼、螃蟹等有刺和硬壳的食物时也要注意；家长还要知道如何处理宝宝的食物中毒。
- 重视宝宝眼睛可能出现的问题，饮食上多补充含蛋白质、维生素A、维生素B_1的食物。
- 治疗肥胖最好不要用药物治疗，主要还是通过调整宝宝的饮食，少吃油腻、脂肪含量高、热量高的食物，饭后半小时做适量的运动等方式。此外，每天坚持带宝宝爬楼梯。
- 汤泡饭对宝宝有百害而无一利，父母应当杜绝这一饮食行为。
- 蔬菜的营养价值与蔬菜的颜色密切相关，颜色愈深营养价值愈高。营养排列顺序依次是：绿色的蔬菜、黄色和红色的蔬菜、白色的蔬菜。

二、自理能力

让宝宝学会“自己的事情自己做”

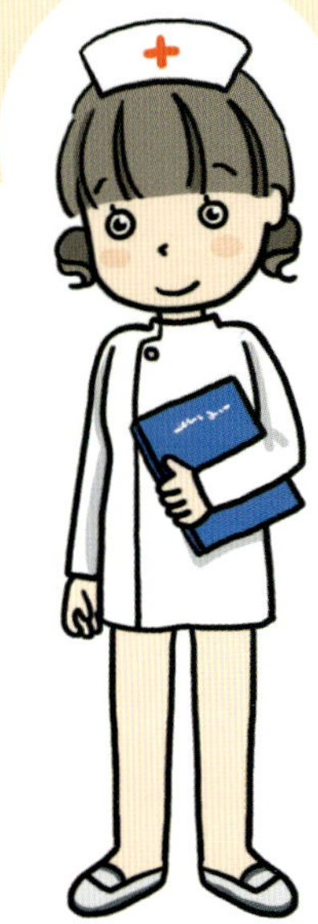

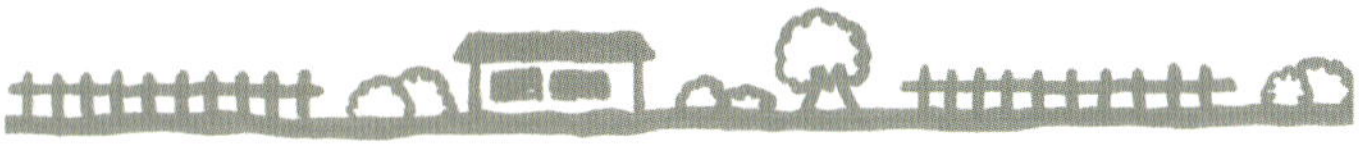

2岁半～3岁的宝宝开始有自己的个性，也有一定的独立自主性，爸爸妈妈要适当地引导宝宝学习照顾自己。

这一时期的宝宝在家里应该学习如何帮助爸爸妈妈做一些简单的家务，学会独立地完成一些事情，比如自己穿衣服、收拾桌子、整理玩具、折衣服等。适量的劳动不仅可以让宝宝学会自立，还有利于宝宝骨骼的生长发育。

让宝宝意识到自我形象的重要

3岁左右的宝宝逐渐有自己的主见，开始有个人意识，知道自己是家庭的一员，开始在意别人对自己的看法。爸爸妈妈要引导宝宝进一步认识自己，可以从以下方面着手。

学会明辨是非： 爸爸妈妈在生活中要教导宝宝客观的认识事物，尤其是对于自己的优缺点，要有正确的认识。当宝宝做错了一件事，爸爸妈妈要及时教育宝宝，应该怎样做才是正确的。如果宝宝做对了，要立即表扬，帮助宝宝树立正确的是非观。

学会树立榜样：当宝宝和比他小的孩子在一起玩耍时，最容易看出宝宝是否成熟、懂事。要让宝宝谦让其他小朋友，好好地照顾对笔，意识到自己年龄大一些，是他的小哥哥或者小姐姐，处处都要树立好榜样，让小弟弟、小妹妹学习。

学习责任感：爸爸妈妈如果发现宝宝对自己打碎的花瓶支支吾吾，不肯道歉或者不承认，一定要好好教育一番。要以平和的语气告诉宝宝，做错了事并不可怕，做错了勇于承担，并且积极改正，才是听话的好宝宝。

小叮咛

怎样树立宝宝的自我意识

自我意识是认识自己的作用、能力、承担的责任等。有些爸爸妈妈在教育宝宝的时候，不注意控制分寸，很容易让宝宝个性变得强烈，变得自私，甚至嫉妒别人。

首先，要让宝宝客观的认识自己，了解到每个人都有优缺点，没有完美也没有完全失败的人，要认识到自己的缺点，并且努力改正，自己的优点则要继续发扬。其次，父母也不要轻易拿自己宝宝的缺点和其他孩子的优点互相比较，这样很容易伤害宝宝的自尊心，让宝宝变得不自信甚至自卑，对将来的学习和生活都会带来深深的负面影响。

让宝宝学会独立穿衣服

有了整理自己衣服的经验，宝宝对于独立穿衣服也就容易上手了。每天早晚都要让宝宝自己穿衣服、脱衣服，还要让宝宝学会卷起衣袖或者裤管，保护衣服的清洁卫生。

3岁左右的宝宝已经能够辨别T恤、衬衣、套头衫、背带裤等衣服的前面和后面、里面和外面。爸爸妈妈让宝宝自己学着穿无钮扣和拉链的衣服，再教宝宝学会扣、解钮扣。拉链对于宝宝来说比较难，尽量减少购买有拉链的衣服、裤子。

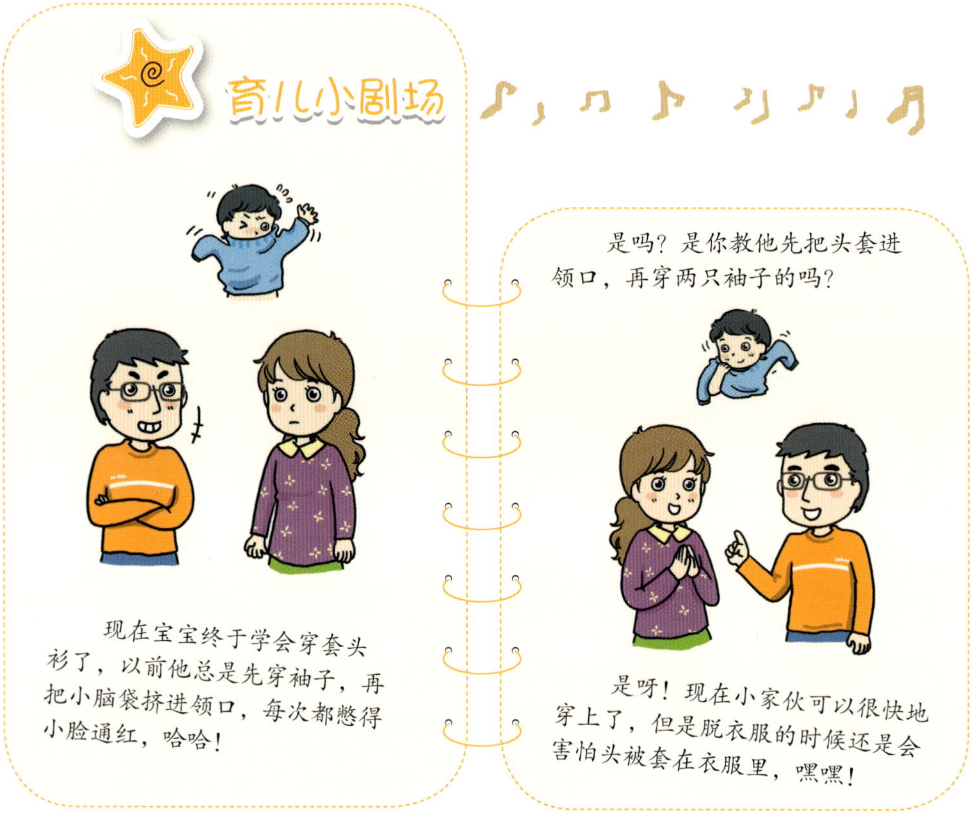
育儿小剧场
现在宝宝终于学会穿套头衫了，以前他总是先穿袖子，再把小脑袋挤进领口，每次都憋得小脸通红，哈哈！
是吗？是你教他先把头套进领口，再穿两只袖子的吗？
是呀！现在小家伙可以很快地穿上了，但是脱衣服的时候还是会害怕头被套在衣服里，嘿嘿！

脱衣服的时候先解开钮扣、拉住袖口，再把手臂抽出来。

宝宝的裤子一般都有松紧带，穿、脱都比较方便，穿裤子的时候可以背靠在墙上，或者一手扶着床沿保持身体平衡，最好不要给男宝宝买有拉链的裤子，而是以钮扣代替，以防止宝宝夹到自己。穿脱袜子的时候也有一定技巧，要沿着袜颈卷起来再穿，这样更方便，也能够更好地保持袜子的弹性。

鼓励宝宝多做家务劳动

家务劳动不仅能训练宝宝独立自主的能力，养成好习惯之后还能为宝宝将来的独立生活打下基础。宝宝在3岁左右时模仿能力很强，愿意听从父母的安排，很多陪伴一生的好习惯都是在这个时候养成的，如果到了五六岁宝宝依然娇惯任性，就很难改正过来。

让宝宝多做家务劳动，从整理自己身边的东西开始。比如早上刷牙后，整理好自己的小水杯、牙刷、牙膏和毛巾；吃饭的时候整理好自己的小饭桌和碗筷；妈妈用吸尘器的时候，帮忙挪开小椅子、掉落在地上的毛绒玩具等；洗衣服的时候，帮忙把衣服篓里的脏衣服装进洗衣机里；教会宝宝拣菜，把拣好的菜放在菜篓里；等等。

记得要在宝宝每次完成简单的家务之后表扬他，千万不要在宝宝面前抱怨家务太难做、宝宝没有收拾干净、只会帮倒忙之类的话。要让宝宝感受到做家务是一件快乐的事。

自理能力小贴士

- 爸爸妈妈在生活中要教导宝宝客观认识事物，对于自己的优缺点有正确的认识。宝宝做错了事，要及时教育宝宝，应该怎样做才是正确的；宝宝做对了，要立即表扬，树立正确的是非观。
- 当宝宝和比他小的孩子在一起玩耍时，让宝宝谦让其他小朋友，树立好榜样。
- 以平和的语气告诉宝宝，做错了事并不可怕，做错勇于承担，并且积极改正，就是好宝宝。
- 每天早晚都要让宝宝自己穿衣服、脱衣服，还要学会卷起衣袖或者裤管，保护衣服的清洁卫生。
- 让宝宝做家务劳动，从整理身边的东西开始。比如早上刷牙后，整理好自己的小水杯、牙刷、牙膏和毛巾；洗衣服的时候，帮忙把衣服篓里的脏衣服装进洗衣机里等。记得在宝宝完成简单的家务后表扬他，千万不要在宝宝面前抱怨家务太难做、宝宝没有收拾干净、只会帮倒忙之类的话。要让宝宝感受到做家务是一件快乐的事，他才能长期坚持。

三、成长宜忌

耐心应对宝宝成长期的问题

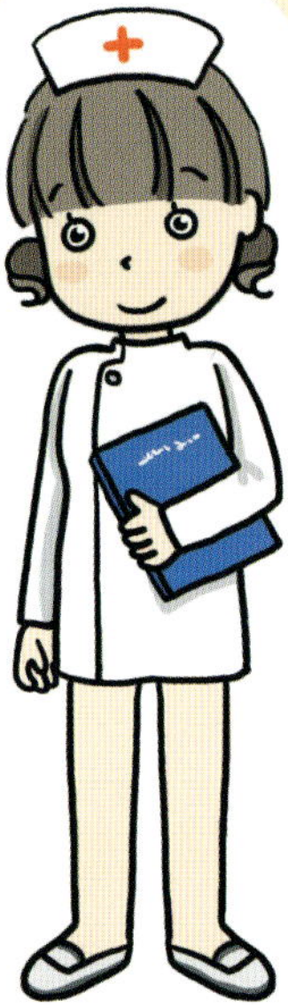

在宝宝性格养成的关键期，爸爸妈妈的教育会影响宝宝的一生，因此必须做出正确的引导和启发，让宝宝养成良好的行为习惯。

在这一时期宝宝的自我意识逐渐萌发，开始明白自己和别人是不同的个体。如果想要和别人保持一定的联系，就需要一定的交流，我们称之为社交。同时，宝宝也会开始在意别人对自己的看法，观察其他同龄人与自己的不同之处，开始做比较，容易产生攀比心理。爸爸妈妈要注意引导宝宝的正面情绪，为孩子营造一个健康快乐的生活和学习氛围。

塑造自律和自强的好宝宝

自律是让宝宝自己学会监督、要求自己，有规律的吃饭、作息、玩耍，自觉养成良好的习惯。在幼儿阶段，教宝宝学会自律最重要的方法是树立榜样。模仿是孩子的天性，受到表扬会刺激他的积极性。

爸爸妈妈要利用这两个特点，从生活中或者卡通影片、图画书中为宝宝寻找一个合适的榜样，告诉他，这样做才是对的，才是好宝宝。接着再做更深层次的引导，让宝宝逐渐养成主动规范自己行为的好习惯。

自强是指培养宝宝坚韧的毅力、勇气、决断力等素质。小时候当宝宝摔倒了，总是喜欢以大哭来寻找父母的安慰，父母还会责怪地板，说宝宝摔倒是地板的错，这种教育方式只会让宝宝忽视自己的错误，遇到挫折只会归咎别人。当宝宝受到挫折时，爸爸妈妈要让他发现错误的原因，并且再做尝试，直到最后成功。

协助宝宝接受外界的评价

当宝宝尚未走出去结识其他人之前，家里的父母、爷爷奶奶、外公外婆总是对他百依百顺、赞不绝口，这样只会让宝宝生活在一个充满娇生惯养、不现实的世界里，毕竟宝宝将来要打交道的人不是只有家庭成员，而是社会上各式各样的人。

当宝宝第一次接触集体活动的时候会比较茫然，因为他发现大家在这里都没有把他当做中心，而是自顾自的，或者几个人聚在一起，成为一个小群体交流嬉戏。

爸爸妈妈这时要鼓励宝宝走出自己的小圈子，走到人群中去介绍自己；受到其他同龄人善意或者恶意的评价之后，要理性地对待，对自己的优点和缺点要理性认识，敢于正视别人的批评，更要积极改正缺点。甚至下一次见面的时候，还能够自豪地告诉对方，他已经战胜了自己的缺点。这样，让宝宝品尝成功的喜悦，在同龄人中拥有自尊和自信。

矫正宝宝任性的行为

宝宝的任性都是由于家庭的娇生惯养造成的，很多西方国家都强调要对宝宝进行挫折教育，这是非常有必要的。当一个能走会跳的宝宝不慎跌倒在地上，爸爸妈妈一定要让他自己爬起来，使他自己具备爬起来的能力。家庭的过分保护只会让宝宝凡事都想依赖，自理能力差。

任性的宝宝常常会提出不合理的要求，并且以大哭、打滚、吵闹等方式来

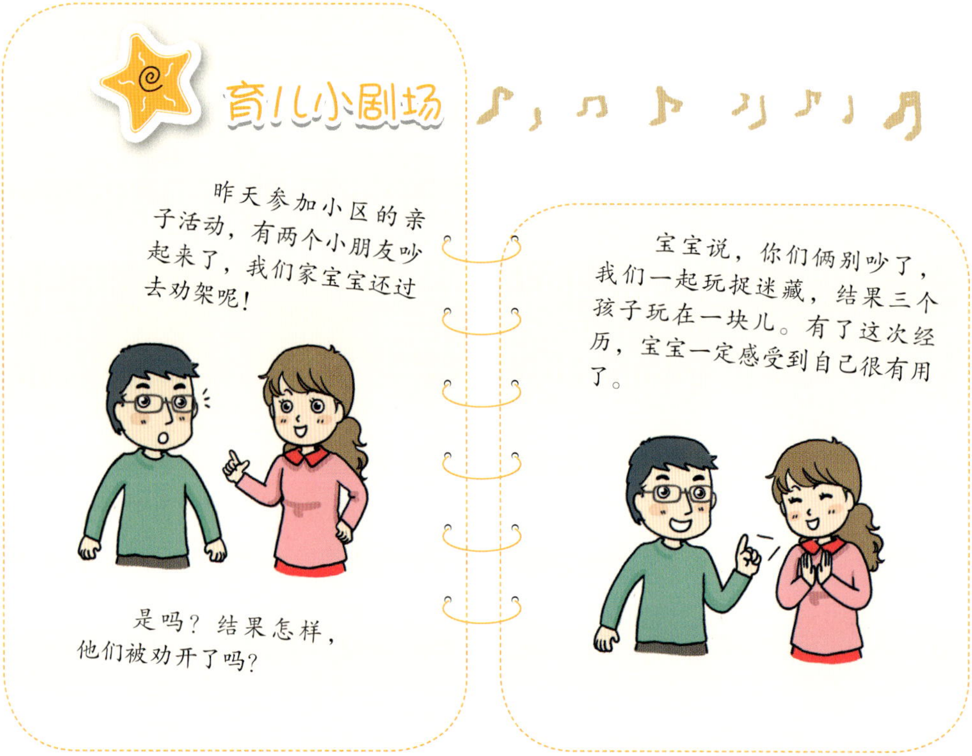
育儿小剧场
昨天参加小区的亲子活动，有两个小朋友吵起来了，我们家宝宝还过去劝架呢！
是吗？结果怎样，他们被劝开了吗？
宝宝说，你们俩别吵了，我们一起玩捉迷藏，结果三个孩子玩在一块儿。有了这次经历，宝宝一定感受到自己很有用了。

达到目的，爸爸妈妈一定要坚决制止这种行为，采取讲理、鼓励、立规矩等方法来引导宝宝。比如宝宝在商场看到一款新玩具很想买，爸爸妈妈不用立即拒绝，而是要委婉地告诉宝宝，爸爸妈妈可以买这个玩具，但是有交换条件，只要宝宝做到了这个条件，爸爸妈妈就会买。要让宝宝明白他所获得的东西都不是凭空而来，需要一定的付出才能得到。

当宝宝出现任性行为的时候，爸爸妈妈一定不要硬碰硬，这样只会让宝宝的情绪更加激烈，而是要采取冷处理的方式，先让宝宝平静下来，再慢慢说后面的事情。一旦爸爸妈妈许下承诺，一定要言出必行，不然下次再用这个方法就得不到宝宝的信任了。

引导宝宝礼貌待人

讲文明、懂礼貌的孩子人人都喜欢，让宝宝从小懂得礼仪和待人之道非常重要。宝宝在这一时期已经具备了一定的认知能力，爸爸妈妈要经常教导他怎样做是对的，怎样做就错了。

小叮咛

宝宝应学会哪些基本礼仪

1. 对待来访客人：正视着别人的眼睛说“你好”“欢迎你”等问候语。

2. 接受表扬或受赠礼物时：要说“谢谢你”等感谢语。

3. 犯错、迟到、不小心伤害他人时：要对当事人说“对不起”等道歉语。

4. 接受别人的道歉时：要说“没关系”等礼貌用语。

让宝宝学习礼貌待人从与家人的交流开始，家庭其他成员也要做好表率，为宝宝创造礼貌谦让的生活环境。父母长辈的待客之道会影响宝宝的举止，但是有些好客的父母，家里的孩子却很内向，不爱打招呼，一般都是因为每次父母要宝宝向客人打招呼、问候的时候，宝宝因为感到陌生而退却，父母也没有再要求的原因。长此以往，宝宝会习惯性地把招呼客人当成父母的事，不关自己的事。

正确的做法是：父母要懂得让宝宝在陌生人面前介绍自己，问候对方，树立独立自信的形象，对别人的表扬要表示感谢。有时候爸爸妈妈可以有意识地让宝宝单独和第一次见面的同龄人相处，训练他的应变能力及礼貌待人的能力。

成长宜忌小贴士

- 爸爸妈妈要为宝宝寻找一个合适的榜样，告诉他，怎样做才是对的，才是好宝宝。接着再做更深一层的引导，让宝宝养成主动规范自己行为的好习惯。
- 小时候，当宝宝摔倒了，总是喜欢以大哭来寻求父母的安慰，父母应当鼓励宝宝不哭，自己站起来。
- 当宝宝出现任性行为的时候，爸爸妈妈一定不要硬碰硬，而是要采取冷处理的方式，先让宝宝平静下来，再慢慢说后面的事情。
- 一旦爸爸妈妈许下承诺，一定要言出必行，不然下次再用这个方法就得不到宝宝的信任了。
- 鼓励宝宝走出社交的第一步，走到大家面前介绍自己，问候对方，树立独立自信的形象，对别人的表扬表示感谢。

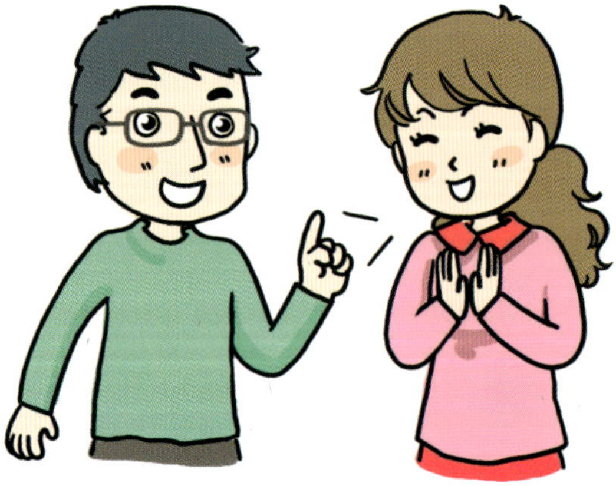

四、日常宜忌

警惕家中暗藏的不安全因素

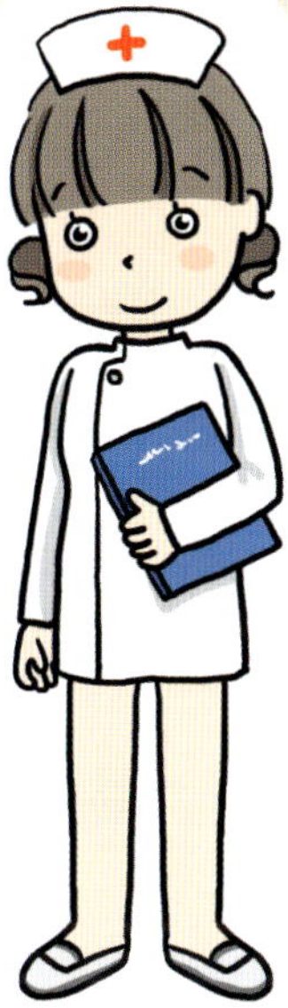

宝宝的活动量增大，探索能力也加强，对于宝宝来说，家里的各种器物都是他探索的目标。而有些器物却潜藏着不安全因素，爸爸妈妈一定要及时地察觉、修正，杜绝危害的发生。

家用电器给家庭生活带来了很大的便利，但其弊端也显现出来，线路老化容易出现短路、产生火花，存在消防隐患。有些电器在工作时会产生对人体有害的辐射，不利于身体健康，有的电器如果被宝宝碰到会造成身体伤害。爸爸妈妈要仔细搜查这些存在隐患的家电，和其他容易对宝宝造成伤害的器物，做好维护措施，让宝宝远离伤害。

警惕家用电器威胁宝宝安全

宝宝经常在家里走动，对所有新鲜事物都感到好奇，对于家用电器的作用认识不清，很容易在玩耍或者不经意的触碰时受到伤害。要杜绝这种情况的发生，就要仔细地做好防护工作。

家里的电线、插座：在布线的时候，要把各种电线、光纤沿着墙角固定，不

育儿小剧场

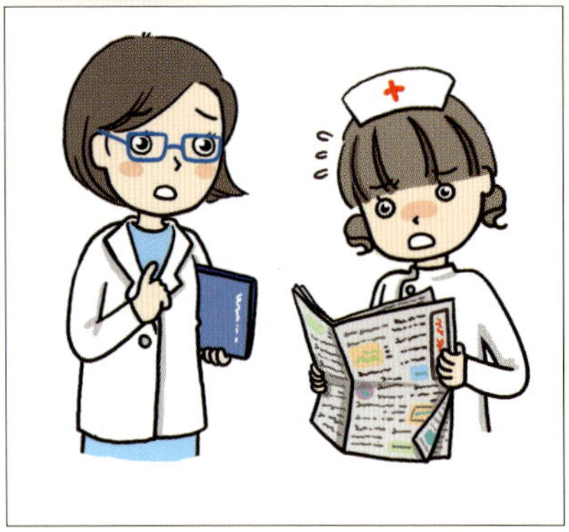

哎呀，太可怕了！有个小孩爬进家里的滚筒洗衣机里出不来，闷死在里面啦，好可怜喔！

出现这个悲剧最主要是因为这款洗衣机的设计不合理，小孩子可以轻易从外面打开安全门，进去之后在里面却无法打开。另外一点是父母没有做到监护的责任，所以使用家用电器时千万要小心啊！

能随意散放在角落，插座也要固定在墙角或者桌子下等隐蔽的地方。还要定时检查线路是否老化、破开，及时维修。

危险的电器：比如烤箱、微波炉、电水壶等会产生高温的电器，要放在宝宝拿不到的地方，避免接触烫伤。父母自己使用的时候也要小心，注意控制时间。有些电器重心不稳，宝宝在玩耍触碰时很容易伤到自己。爸爸妈妈要仔细检查一下竖立放置的电器，避免砸伤。

辐射的电器：微波炉、电烤箱、电脑等都有一定的辐射，不要让宝宝在旁边逗留。使用吸尘器的时候要避免让宝宝接触，使用滚筒式洗衣机时要把宝宝隔离，避免宝宝打开盖子钻进去玩。

如何使宝宝远离家电辐射

据研究显示，电磁辐射会对宝宝的生殖系统、神经系统和免疫系统产生破坏，而许多家用电器都具有电磁辐射，要怎样让宝宝远离这些辐射呢？

1. 电视

液晶电视显示屏会产生辐射，看电视的时候不要让宝宝离得太近，最好在3米以外，不看的时候也要拔掉插头。

2. 电冰箱、吸尘器

当电冰箱工作时，发出“嗡嗡”的声音，意味着电冰箱背后的散热管在释放磁场，吸尘器的原理也一样。所以，要及时清理散热管上的灰尘，可以有效地降低磁场，还能提高工作效率。

3. 微波炉

微波炉的电磁辐射很大，就算是没有工作的时候也会产生，所以使用完后一定要拔下插头，工作的时候要远离它。根据调查，微波炉的辐射会影响男性的生殖系统。

4. 音箱

音箱具有很高的电磁场，要避免放在床头影响睡眠质量。而放在客厅时也不能离人太近，使用完后也要拔掉插头。

5. 灭蚊灯

夏季使用这种小型家电时，经常会为了驱蚊效果更好而放在床边，其实它的磁场也很高，要尽量放在墙壁的角落。

6. 手机

手机在接听和发送短信时会产生一定的辐射，而在充电的时候辐射量比较大，父母在使用手机时要远离宝宝，自己也要减少使用的时间和频率。

安全使用体温计

幼儿很容易出现发热的情况，这是感冒和其他疾病的常见症状，为了及时检测宝宝体温的变化，家里最好常备一支体温计。有很多家庭一直使用的是水银体温计，因为价格低廉、使用方便。但是水银体温计里的水银却有着安全隐患，一旦打碎会对环境造成污染，也会让人体中毒，所以家里最好不要使用水银体温计。

除了水银体温计，还有耳道式体温计、黏贴式体温计、数字式体温计等，其中耳道式体温计使用方便快捷，但是测试出的体温偏低，而且价格昂贵。黏贴式体温计是为了检测宝宝是否发烧，贴在额头上用的，但并不能显示度数。因此，只有数字式体温计是最合适的。

数字式体温计相对更安全和准确，而且有多种使用方式，包括口腔式、肛门式、腋下式等。顾名思义，这三种体温计都是要将敏感端放在口中、肛门内和腋下。由于是数字式计数，所以读数非常准确。检测时要注意时间，不要在刚吃完饭、洗完澡或者大量运动后检测，而且检测的时候爸爸妈妈要陪伴在身边。

小叮咛

怎样使用肛门式体温计

1～3岁的宝宝检测体温最适合用肛门式体温计，具体使用可参照下述步骤：

1. 在体温计的温度敏感端涂上水溶性润滑剂，没有的话，也可以用石蜡油、液体肥皂代替。

2. 让宝宝面朝下趴在床上，或者趴在爸爸妈妈的大腿上。

3. 让宝宝深呼吸，顺势将体温计轻轻插入宝宝的肛门，当听到体温计发出读数的信号时，记下读数窗里的温度值，再取出体温计。

日常宜忌小贴士

- 对于家用电器，爸爸妈妈要仔细地做好防护工作。布线的时候要把各种电线、光纤线沿着墙角固定；插座也要固定在墙角或者桌子下等隐蔽地方；定时检查各种线路是否老化、破开。
- 烤箱、微波炉、电水壶等产生高温的电器，应放在宝宝拿不到的地方，避免接触烫伤。有些电器重心不稳，宝宝在玩耍触碰时很容易伤到自己，爸爸妈妈要仔细检查这类电器，做好防护工作。
- 微波炉、电烤箱、电脑等都有一定的辐射，不要让宝宝在旁边逗留。使用吸尘器的时候要避免让宝宝接触，使用滚筒式洗衣机时也要把宝宝隔离，避免宝宝打开盖子钻进去玩。
- 家长要学会使用耳道式、黏贴式、数字式等多种体温计。

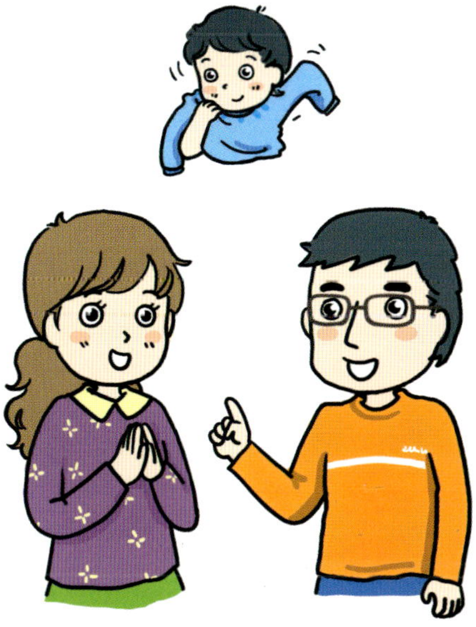

五、早教宜忌

让宝宝体验进阶式学习

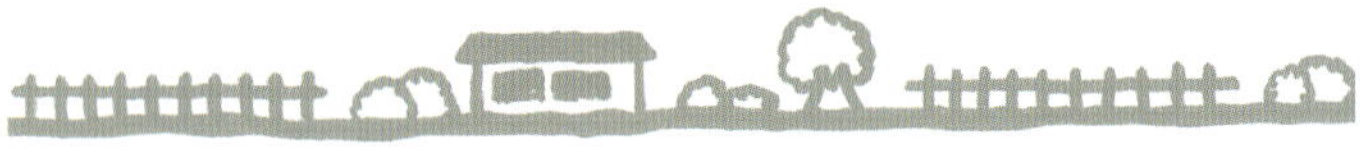

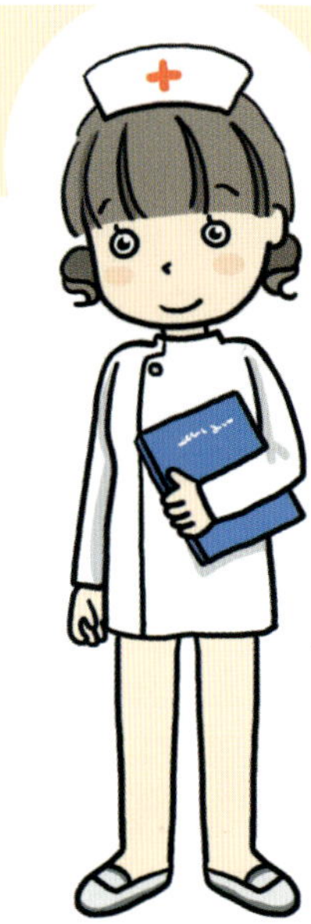

兴趣是学习最好的老师，2岁半～3岁的宝宝已经表现出对某一方面的兴趣，爸爸妈妈要给予适当的引导和鼓励，不可强求宝宝做父母喜欢的事情，一定要充分尊重宝宝的个人意愿。

宝宝对外交流离不开语言，从书中学习知识也要运用到语言，让宝宝从小学会说话、阅读，甚至学习其他语言，能够促进宝宝语言系统的发育，让宝宝更聪明，口齿伶俐往往也是思维敏捷的表现。这一时期要多让宝宝玩益智游戏，充分开发大脑的潜能，同时要抓好语言的学习，增加阅读量，累积更多的词汇，扩大自己的交流范围。

鼓励宝宝多读书

2岁半～3岁是宝宝阅读图画书的最佳时机，这个时候宝宝对色彩、形状的敏感度高，对于小动物、小宝宝的故事感到好奇，并且很喜欢听故事。爸爸妈妈要花一点功夫去搜集适合这一阶段的宝宝阅读的图画书，在睡觉前或其他读书时间读给宝宝听，让宝宝坐在爸爸妈妈的怀里，一边看着、触摸着图画书，一边听爸

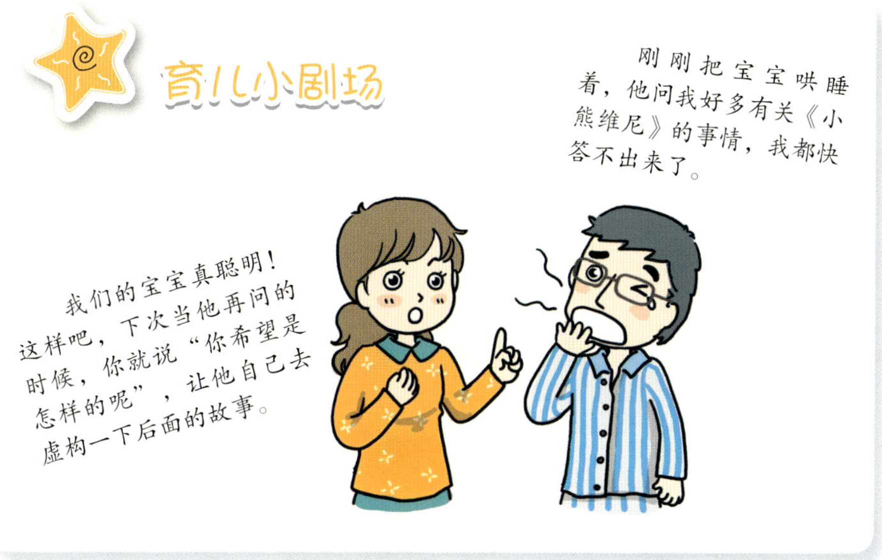
育儿小剧场
刚刚把宝宝哄睡着，他问我好多有关《小熊维尼》的事情，我都快答不出来了。
我们的宝宝真聪明！这样吧，下次当他再问的时候，你就说“你希望是怎样的呢”，让他自己去虚构一下后面的故事。

爸妈妈的声音，这是亲子教育最好的方法。

给宝宝阅读一段图画书时，爸爸妈妈也能掌握宝宝对哪一方面的内容感兴趣，空闲的时候可以带着宝宝一起去书店，让宝宝自己挑选。但也要注意“量”，每次最多挑选两三本，等宝宝看完之后再继续，不然容易让宝宝丧失兴趣，而且学不会珍惜。

图画书一定要父母和宝宝一起阅读，因为宝宝的识字量不多，自己根本无法阅读，而父母和宝宝一起阅读图画书，能够帮助建立父母和孩子之间共同的世界，拉近彼此的距离。父母念图画书的姿势和声音也会永远铭记在宝宝的心中，成为温暖一生的记忆，所以爸爸妈妈千万不能忽视和宝宝在一起的阅读时间。

宝宝可以学习方言或外语吗

宝宝在这一时期语言能力快速发展，模仿能力和记忆力都非常强。如果照顾宝宝的家人中有人说方言，也没有关系，不要低估宝宝的能力，多一种语言能够刺激宝宝语言的发育，累计不同语言的词汇量，能够培养宝宝的语感，加快语言学习的速度。

学外语的时间因人而异，如果父母有一方是外国人，从一开始就教宝宝说外语是必要的，让宝宝在双语的环境中长大对将来非常有利。如果只是普通家庭，最好在3岁之后再教宝宝说外语，因为3岁之前宝宝的逻辑思维还未完全建立。如果爸爸妈妈其中一个人一会说中文，一会说英语，会让宝宝感到混乱，不知道该如何表达，除非父母双方每个人只说一种语言。

要刺激宝宝语言的发育，最好是不让宝宝长期处于同一种语言环境中。如果宝宝平时由阿姨或者爷爷、奶奶带，他们教他方言，爸爸妈妈下班后用普通话读图画书、童谣给宝宝听，宝宝能感觉出两者的不同，学习的时候会更有兴趣。

寓教于乐的学习方法

2岁半～3岁的宝宝天性喜欢玩耍、玩游戏，如果能够在游戏中学到有用的知识，对宝宝来说就是一件很好的事情。针对这一时期宝宝的益智游戏内容，包括归类、排列、比较、计算、测量，等等。

学习归类，爸爸妈妈可以拿出家里宝宝的玩具，叫他按照颜色、大小、形状等要求来分类，通过观察比较来训练宝宝归类的能力；排列是指按照某种顺序依次排序，爸爸妈妈可以让宝宝打开所有的俄罗斯套娃，让他按照从大到小，或者从小到大的顺序依次排列；比较是一种相对的概念，随手拿出宝宝的两个玩偶，让他比较哪个大、哪个小，随后再加入不同大小的玩偶，大小顺序开始起了变化，让宝宝仔细观察它们，学会比较；用数豆子的方法来学习计算比较常见，但2岁半～3岁的宝宝只需计算3以内的加法就可以了；这时候学习测量不用知道具体的数值，只要知道哪边长、哪边宽、圆形怎样测量等概念就可以了，能够通过测量知道哪个物体更长一些，等等。

还有许多有趣的益智游戏图书也非常适合用来开发宝宝的智力，在日常生活中，爸爸妈妈要注意总结哪些游戏适合这一阶段的宝宝，因为不同年龄的宝宝智力发展水平不同，要根据宝宝的发育情况实施游戏学习计划。

早教宜忌小贴士

- 2岁半～3岁是宝宝阅读图画书的最佳时机，宝宝对色彩、形状的敏感度高，对于小动物的故事感到好奇，并且很喜欢听故事。空闲的时候可以带着宝宝一起去书店，让宝宝自己挑选。每次最多挑选两三本，等宝宝看完之后再继续，不然容易让宝宝丧失兴趣，且不会珍惜。图画书一定要父母和宝宝一起阅读。

- 如果照顾宝宝的家人中有人说方言也没有关系，不要低估宝宝的能力，多一种语言能够刺激宝宝语言的发育，积累不同语言的词汇量，能够培养宝宝的语感，加快语言学习的速度。

- 宝宝学外语的时间因人而异。如果父母有一方是外国人，一开始就教宝宝说外语是必要的，让宝宝在双语的环境中长大对将来非常有利。如果只是普通家庭，最好在3岁之后再教宝宝说外语，因为3岁之前宝宝的逻辑思维还未完全建立。

- 让宝宝学习归类：爸爸妈妈可拿出家里的玩具，让宝宝按照颜色、大小、形状等要求来分类，通过观察比较训练宝宝归类的能力。

- 让宝宝学习排列：爸爸妈妈可以让宝宝打开俄罗斯套娃，让他按照从大到小，或者从小到大的顺序依次排列。

- 让宝宝学习比较：随手拿出宝宝的两个玩偶，让他比较哪个大、哪个小，随后再加入不同大小的玩偶，大小顺序开始起了变化，让宝宝仔细观察它们，学会比较。

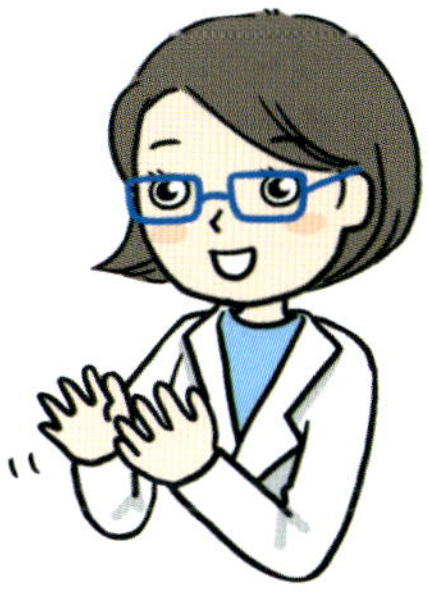

六、认知宜忌

认知能力突飞猛进的阶段

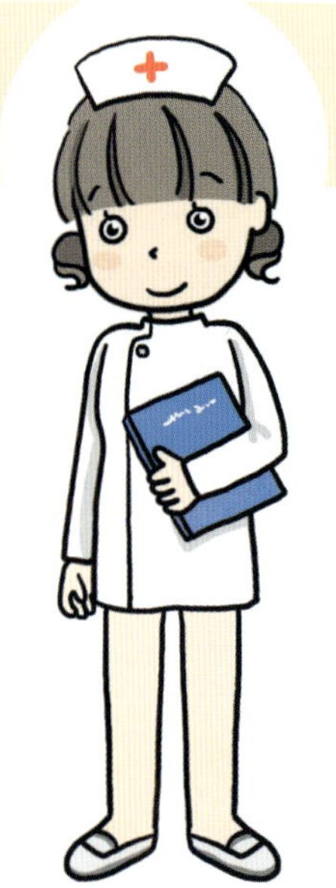

宝宝的认知能力和爸爸妈妈的教育与他的所见所闻密不可分。要开发宝宝的认知能力，爸爸妈妈就要从多方面下手，寓教于乐，让宝宝在轻松愉快的氛围中完成对知识的学习。

宝宝的认知能力随着年龄的增长不断增强，数学是训练宝宝逻辑推理能力的学科，从小打好数学基础对宝宝将来学习各个学科都有好处。分类能够认清事物之间的区别和联系，是宝宝认识这个世界的方式之一。观察力更应该从小训练，可以培养宝宝做事的细致和耐心，对宝宝将来从事各行业的工作都会打下良好的基础。

宝宝的数学能力大大提升了

通过前面对数学的学习，这一时期的宝宝有的已经可以从0数到50，但大部分的宝宝水平保持在从0数到20左右，爸爸妈妈不用过多地比较这些差距，因为宝宝的数学能力和智力发展水平是一个长期的过程，宝宝学得慢并不代表学习能力不够，很多聪明的宝宝往往是后发制人。

宝宝学习数数之后，爸爸妈妈可以用“点数”来考查他，比如问宝宝：“5”的前面是哪个数？“10”的后面是哪个数？这个时候最好不要让宝宝凭记忆来回答，学会背诵数字的顺序并不代表就一定明白它们之间的关系，要让宝宝用数指头、数小豆子、拨动计数玩具上的小滚珠等方式来得出答案。当宝宝能够圆满地完成“点数”之后，爸爸妈妈还可以根据实际情况来教他简单的加减法，不过不必强求。

学习认识数字和计算还有个有效的方法，就是让宝宝学会认识钱币，钱是日常生活中最常见的带有数字的东西，爸爸妈妈可以和宝宝玩买东西的游戏，爸爸妈妈扮作顾客来买宝宝的玩具，问好价格之后，爸爸妈妈给宝宝钱，让他数一下对不对，之后再让宝宝计算要找给“顾客”多少钱，这些游戏都可以从最简单的数额开始玩，直到宝宝能够越来越熟练。

小叮咛

怎样让宝宝的数学认知得到发展

很多宝宝的数学潜能是在3岁左右开发的，与语言能力会互相干扰，因为数学的逻辑思维和语言的感性思维分属大脑的两个半球，如果宝宝在3岁前接触比较多的是语言学习方面的知识，对数学思维的理解就会落后，反之亦然。爸爸妈妈在培养宝宝的时候，一定不能偏废其一，两种才能都要充分挖掘，拟出最科学的学习计划。关于这一点可借助市面上有关“左右脑”开发的图书给予辅助教育。

宝宝要认识事物并学会分类

最初教宝宝收拾玩具的时候，可能就是把一大堆玩具一个一个放进玩具箱里，以装完所有玩具为原则，并没有做其他的整理。要让宝宝学习分类，可以先从整理玩具开始。宝宝每天都要玩玩具，有的是爸爸买的，有的是妈妈买的，有的是别人送的。材质也不一样，有的是棉布的、有的是绒布的、有的是塑料的，还有的可能是金属的。爸爸妈妈可以特地去购买有几个格子的玩具箱，让宝宝按照不同的性质把玩具分类，爸爸妈妈要在旁边检查是否正确。

学会了对玩具进行分类，爸爸妈妈还可以教宝宝怎样将厨房的用具分类，比如哪些是餐具，哪些是炊具，哪些是金属的、陶瓷的、塑料的；还可以打开宝宝的衣柜，分清楚哪些是T恤，哪些是外套。只要细心观察，家里很多东西都可以用来分类，训练宝宝分类比较的能力。在宝宝学习分类的过程中，爸爸妈妈要随时给予鼓励和表扬，增强宝宝学习的兴趣。

分类的最基本内涵是将无规律的事情整理得有规律，当宝宝学会这项能力的时候，会大大地增强他处理事情的能力。尤其是处理混乱场面的能力，从小努力培养这方面的潜能，将来很有可能会成为事业上的领导者。

培养宝宝的观察能力

培养宝宝的观察力，要让宝宝学习区分物体的主要特征，需要从区分出最本质的特征学起，有很多种方法都可以帮助他建立完善的观察力学习体系，下面是最常见的步骤：

1. 目的明确、方法具体

观察时要有选择性和针对性，知道自己要从被观察的物体中寻找什么，起初由父母提出目标和提示，再逐渐过渡到由宝宝自己提出来。

2. 培养观察技能

这主要是指视、听方面的技能，还要在父母的帮助和提示下完成。父母提示宝宝被观察对象的主次关系，但也不要忽略宝宝自己的视角，要鼓励宝宝发现新的观察点，激发他的发散性思维。

育儿小剧场

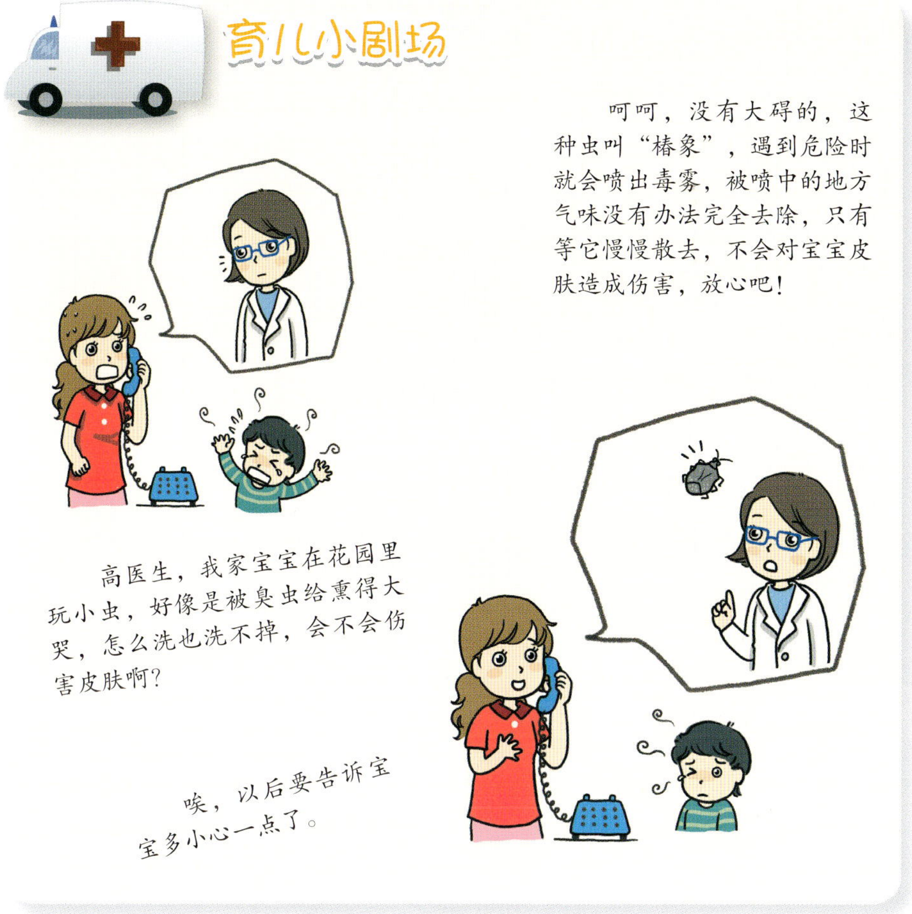
呵呵，没有大碍的，这种虫叫“椿象”，遇到危险时就会喷出毒雾，被喷中的地方气味没有办法完全去除，只有等它慢慢散去，不会对宝宝皮肤造成伤害，放心吧！
高医生，我家宝宝在花园里玩小虫，好像是被臭虫给熏得大哭，怎么洗也洗不掉，会不会伤害皮肤啊？
唉，以后要告诉宝宝多小心一点了。

3. 更加全面立体的观察

除了动用视觉和听觉，还可以通过触摸、品尝、用鼻子闻等多渠道的观察方法，让宝宝全方位地了解和学习，也更容易认清事物的本质和区别。

观察事物要从宝宝感兴趣的物体开始，比如花园里的各种小昆虫、植物、花朵等，父母根据宝宝的兴趣拟出让宝宝感兴趣的话题，通过交流和讲解让宝宝学到更多的知识。有些宝宝一旦进入了某个领域，就会把自己当成其中的一员，沉浸在自己的世界里而乐不可支。比如有些宝宝很喜欢鱼，就会时常把自己想象成一条鱼，爸爸妈妈不用太干扰他，让他在自己的世界里自由幻想。

认知宜忌小贴士

● 宝宝学习数数后，爸爸妈妈可以用“点数”来考查他，比如问宝宝：“5的前面是哪个数”“10的后面是哪个数”，让宝宝用数指头、数小豆子、拨动计数玩具上的小滚珠等方式来得出答案。当宝宝能够圆满“点数”，爸爸妈妈还可以根据实际情况来教他简单的加减法。

● 爸爸妈妈可以和宝宝玩买东西的游戏，爸爸妈妈扮作顾客来买宝宝的玩具，问好价格之后，爸爸妈妈给宝宝钱，让他数一下对不对，再让宝宝计算要找给“顾客”多少钱。

● 让宝宝学习分类，先从整理玩具开始，让宝宝按照不同的性质把玩具分类，爸爸妈妈在旁边检查是否正确。

● 宝宝观察事物，要从他感兴趣的物体开始，如花园里的各种小昆虫、植物、花朵等，根据宝宝的兴趣拟出让宝宝感兴趣的话题，通过交流和讲解让宝宝学到更多的知识。

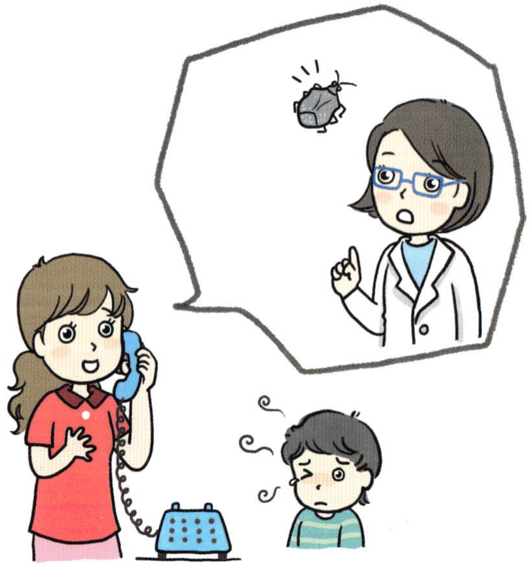

七、保健宜忌

不可忽略这些保健常识

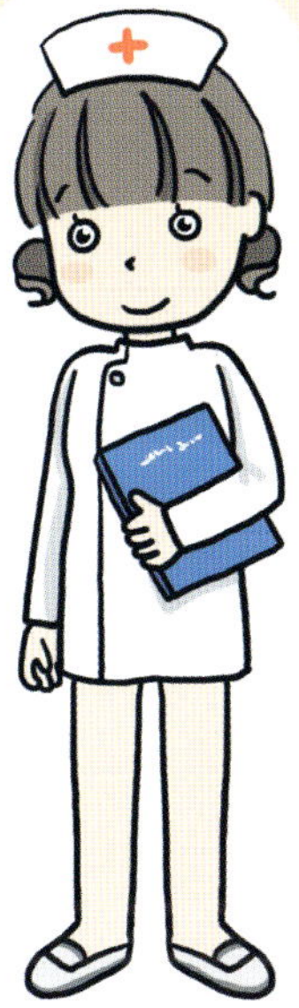

宝宝的好奇心在增强，运动量也增加，出现一些意外的伤害在所难免。好在宝宝的身体处在发育过程中，意外伤害痊愈得很快。爸爸妈妈要具备一些基本的保健常识，好在宝宝出现意外时积极有效地处理。

保健工作最基本的原则是防患于未然，幼儿时期的宝宝会出现一些常见的意外情况和疾病，爸爸妈妈要有充分的心理准备和防治措施。除了家里要准备常用医药箱之外，对于户外活动和旅行等不在家的特殊时期，也需要做同样的预防措施。另外，还要注意保护宝宝的牙齿健康，一定要养成勤刷牙、少吃甜食的好习惯。

出现以下意外该怎么办

调皮的宝宝时常会出现意外，爸爸妈妈对此不要慌张，也不要自行解决，最好咨询医生或到医院求救。那么，当发生下列情况要怎么办呢？

1. 异物进入鼻孔或耳道

宝宝在玩细小的玩具或者吃豆子的时候，喜欢拿在手里玩耍，甚至大胆尝试可以把它们塞到某处，比如塞进耳朵或者鼻孔里面，爸爸妈妈千万不要尝试自己取出来，因为这样有可能让它钻得更深，或者伤害到宝宝的皮肤。当下要安抚好宝宝，稳定他的情绪，在保持呼吸畅通的情况下送到医院急救。

2. 鱼刺鲠在喉头

鱼很美味，但是恼人的刺却经常惹来麻烦，所以爸爸妈妈在喂宝宝吃鱼的时候一定要注意买大刺的鱼，或者把刺挑出来再给宝宝吃。如果还是不小心堵在喉咙里，也不要着急，可以让宝宝含一口醋，平躺在沙发上，大概10分钟之后刺就会软化，可以吞下肚了。如果宝宝哭闹不止不肯配合，就只好送医院，用专门的异物夹子夹出来。

育儿小剧场

今天我在小区听了一堂课，讲的是如何去除家里一些不安全的因素，让宝宝的生活环境更加安全健康。

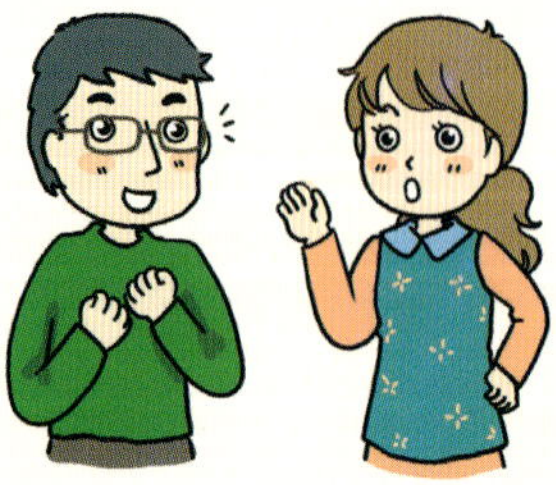

是吗？有哪些，说出来听听。

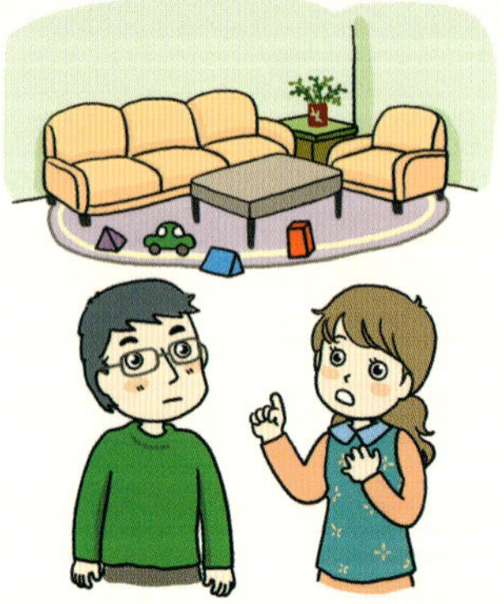

我们家还是比较合格的，主要就是消除家里各种家具尖锐的棱角，把家里的金属工具放在固定的地方锁好，玻璃制品不要放在宝宝拿得到的地方，还有买给宝宝的玩具也不能太小，防止吞食，等等。

3. 流鼻血

宝宝常见的流鼻血原因有急性热性传染病、扁桃体肥大、鼻腔异物、急性和慢性鼻炎、急性鼻窦炎、鼻外伤等等，还有可能是有出血性疾病。不管是哪一种原因，出现的时候都要注意保持呼吸道畅通，防止血液一直流，然后采用压迫的方法止血：用手指将鼻翼向中间隔处挤压，让出血部位受到压迫，很快就能止血，在鼻部放冰袋冷敷会有更好的效果。

怎样预防“节假日综合症”

节假日综合症是指宝宝在节假日期间，生活作息时间被打乱，饮食习惯也被打破，很容易出现一些疾病，出现疲惫无力、烦躁焦虑、食欲下降，甚至感冒发烧的情况。

节假日期间宝宝的生活作息时间会跟随爸爸妈妈的旅行计划而被打乱，吃的食物也可能和平时的很不一样，味道鲜美的海鲜、麻辣火锅等刺激性食物会让宝宝一时难以适应，美味的食物集中摆在宝宝的面前，也容易暴饮暴食，出现腹泻等症状。

小叮咛

家庭常备药物

1. 保护皮肤：防蚊液、皮炎软膏，可防止蚊虫叮咬。
2. 预防中暑：青草油。
3. 外伤处理：准备一个有纱布、棉花棒、消毒水、创可贴的急救包。
4. 防止感冒：根据季节情况准备防止风寒或者风热的感冒药。
5. 防止腹泻：强胃散等。

假日旅游时睡眠环境的改变和晚睡早起的情况，也可能让宝宝在白天出现精神疲惫、注意力无法集中的状况。如果是在家中过春节，家里人时常会忙到半夜，或者等到半夜来放烟花，也会影响宝宝的睡眠质量。

要杜绝这些情况就需要父母特别为宝宝制定一个合理的计划，即宝宝的作息时间和饮食习惯要和平常保持一致，由父母来监督执行。外出游玩的时间要控制，不能毫无节制；不吃或者少吃辛辣和对宝宝肠胃有刺激的食物，夏季和冬季外出旅游要做好防暑和防寒的准备工作。

怎样预防龋齿

龋齿是危害宝宝牙齿健康的头号杀手，从1～3岁每个阶段的宝宝都会受到威胁。怎样才能有效地预防龋齿是爸爸妈妈关心的大事，也需要爸爸妈妈的监督、配合和执行。

1. 注意饮食结构

宝宝吃甜食是引起龋齿的重要原因，但是爱吃甜食是宝宝的天性，不可能一点不给他吃。父母要和宝宝立下规矩，比如每天只能吃1～2颗糖，吃完之后要立即漱口。另外，要鼓励宝宝多吃富含纤维的蔬菜和水果，水果中有果糖，也能满足宝宝对甜食的需要。还要多吃豆类、骨头汤、牛奶、海带等富含磷、钙的食物，对牙齿的发育非常有好处。

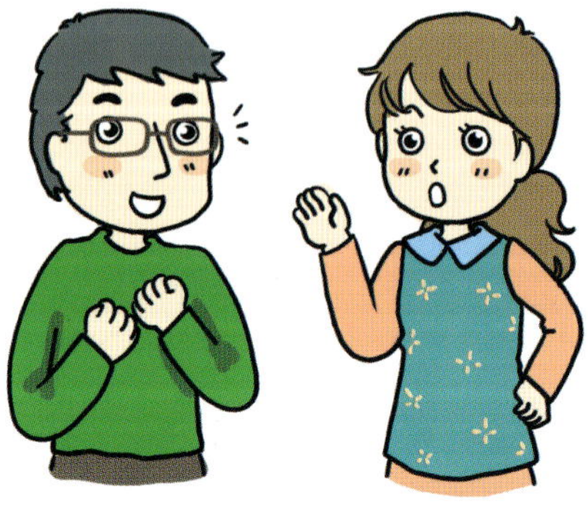

2. 注意口腔卫生

要养成宝宝进食后漱口、早晚刷牙的好习惯，能有效减少口腔内食物残渣的存积，减少牙菌斑形成的机率。3岁左右的宝宝已经会刷牙，爸爸妈妈要教宝宝正确的刷牙方法，给牙齿一个健康安全的生长环境。另外还要带宝宝做定期的口腔检查，听从医生的建议。

3. 注意选择牙膏

3岁左右的宝宝已经可以使用含氟的儿童牙膏，氟对预防龋齿有很好的疗效。

保健宜忌小贴士

- 小玩具或者豆子塞进耳朵或者鼻孔里，爸爸妈妈千万不要尝试自己取出来，因为有可能会让它钻得更深。当下要安抚好宝宝，稳定他的情绪，在保持宝宝呼吸畅通的情况下，送到医院急救。
- 鱼刺不小心堵在喉咙里，家长不要着急，可以让宝宝含一口醋，平躺在沙发上，大概10分钟之后刺就会软化，可以吞下肚了。如果宝宝哭闹、不肯配合，只好送去医院，用专门的异物夹子夹出来。
- 宝宝流鼻血时，应注意保持呼吸道畅通，防止血液回流，用手指将宝宝鼻翼向中间隔处挤压，让出血部位受到压迫，很快就能止血，或者在鼻部放冰袋冷敷。
- 节假日期间，应避免宝宝暴饮暴食，要特别为宝宝制定一个合理的计划，使宝宝的作息时间和饮食习惯与平常保持一致。
- 父母要和宝宝立下规矩，比如每天只能吃1～2颗糖，吃完之后要立即漱口；鼓励宝宝多吃富含纤维的蔬菜和水果；养成进食后漱口、早晚刷牙的好习惯，使用含氟的儿童牙膏，对预防龋齿有很好的疗效。

本书通过四川一览文化传播广告有限公司代理
经汉湘文化事业股份有限公司授权出版中文简体字版
非经书面同意，不得以任何形式复制、转载
北京市版权局著作权登记号　图字：01-2013-3965 号

图书在版编目（CIP）数据

1 ~ 3 岁幼儿生活、饮食与早教宜忌自查书 / 陈中玲著.
—北京：东方出版社，2013
ISBN 978-7-5060-6591-7

Ⅰ.①1… Ⅱ.①陈… Ⅲ.①婴幼儿—哺育—基本知识②婴幼儿—早期教育—基本知识 Ⅳ.①TS976.31 ②G61

中国版本图书馆 CIP 数据核字（2013）第 172786 号

1 ~ 3 岁幼儿生活、饮食与早教宜忌自查书

（1 ~ 3 SUI YOU'ER SHENGHUO、YINSHI YU ZAOJIAO YIJI ZI CHA SHU）

陈中玲　著

责任编辑：张　旭　王　欣　张福伟
出　　版：东方出版社
发　　行：人民东方出版传媒有限公司
地　　址：北京市东城区朝阳门内大街 192 号
邮政编码：100010
印　　刷：北京鹏润伟业印刷有限公司
版　　次：2013 年 9 月第 1 版
印　　次：2013 年 9 月北京第 1 次印刷
开　　本：710 毫米 ×1000 毫米　1/16
印　　张：10.5
字　　数：155 千字
书　　号：ISBN 978-7-5060-6591-7
定　　价：39.80 元
发行电话：（010）65210059　65210060　65210062　65210063
